5
ミニッツ
オステオパシー

著 Millicent King Channell, David C. Mason
訳 赤坂清和（埼玉医科大学大学院理学療法学 教授）
乙戸崇寛（埼玉医科大学大学院理学療法学 講師）

THE 5-MINUTE OSTEOPATHIC MANIPULATIVE MEDICINE CONSULT

Wolters Kluwer Health | Lippincott Williams & Wilkins

医道の日本社
Ido-No-Nippon-Sha

THE 5-MINUTE OSTEOPATHIC MANIPULATIVE MEDICINE CONSULT,1/E
Millicent King Channell,DO,MA
David C.Mason,DO,FACOFP

免責事項

ケアは一般的な手技用語の１つであり、最新の情報を正確に捉えたものである必要があります。著者、編集者、出版社は出版時点での最新の情報をもとに本書を制作するように努めていますが、本書に記されている定義、適応、副作用、薬の用法といった情報は、最新の研究等により変更される可能性があります。著者、編集者、出版社、販売者は本書の内容に関して、完全性や安全性を保証するものではありません。読者は常に最新の情報を確認し、医療機器や薬剤を使用する際は必ず注意書きや添付文章を確認してください。本書の情報をもとに行われた結果に対して、著者、編集者、出版社、販売者は責任を負いません。また本書により、いかなる障害や損害が生じても責任を負いません。

一般的に使用されている医薬品や医療機器は、アメリカ食品医薬品局（FDA）の厳しい規制の下で使用が限定されています。臨床治療で使用するFDA承認の各医薬品、または医療機器の現況を確実に認知しておくことが、ヘルスケアを提唱する者の責任です。

序 文

オステオパシー徒手医学(osteopathic manipulative medicine; OMM)を、現代の慌ただしい、いわゆる「7分間診療」に取り込むことは容易ではない。本書の目的は、オステオパシー専門家ではない治療家に対して、疾患の過程と今日の治療における時間制約がある中で、どこから始め、どこに注意を払うべきかについて、示唆を与えるものである。基本的には、それぞれの患者は個々に評価され、病歴と身体検査に基づいて適切な治療計画が立案されるべきである。

本書は、手技を集めることを目的としたものではなく、その観点では既に多くの素晴らしい書籍が存在する。また、本書はOMMにおける料理本となることが目的ではない。この言葉は反復する価値があるので、もう一度宣言しよう。「本書は、OMMにおける料理本となることが目的ではない」。触診技術と適切な体性機能不全を診断するオステオパシー検査を用いて、オステオパシー徒手医学の適切な適用に対する最善のガイドとなることである。しかし、オステオパシーを学ぶ学生やオステオパシー医は、全身を30～60分で評価・治療するように教育されている。患者の問題に対してオステオパシー治療を短時間に集中させることは難しく、すべてを実施できないことが多い。

「制約のある時間」は、適切なOMMがなされずに治療が終わる主な理由の1つである。したがって、時間を有効に使う治療計画を立案することが、注目されている。そして、オステオパシー医は診察時間をどの程度必要か決めることができ、手技を用いた患者治療が効果的となる。このアプローチは再診を促し、より完全なオステオパシー治療を計画することができるとともに、十分な時間を予定することができる。つまり、オステオパシーを学ぶ学生とオステオパシー医が、そのような時間制約の中でOMMを適用することにこの本が役立つと予期される。潜在的な体性機能不全の領域をリストアップすることや推奨される治療は、読者にとってなじみがある臨床シナリオの中で、OMMを適用できるように工夫されている。しかし、適切な医学的評価と治療は、本書には含まれていない。その目的としては、他の『5分間臨床コンサルタントシリーズ』(原題:The 5-Minute Consult Series)の本が使われることがある。本書は、診断された標準的医療に、OMMを追加するという意図がある。オステオパシー医は鑑別診断のリストと診断に基づく治療計画を作成することが得意であるが、体性機能不全は一般的に鑑別診断のリストから見落とされ、OMMを治療計画に追加することが見落とされてしまう。これらの事実は、私たちの患者を助ける機会を失わせるとともに、私たちのオステオパシーの特殊性と適切な診療コード、追加的な事務作業に対する費用を目立たせる。また、本書は持続的に適切な診断、文書化、保険請求を読者に意識させる。私たちが本書を完成させた目的は、OMM専門家だけではなく、すべてのオステオパシー医の手にOMMを取り戻すことである。私たちは、本書がオステオパシーを学ぶ学生とオステオパシー医に対してOMM治療計画をどのように取り入れるかについて具体的に示すことで、現状と理想との間に存在する問題の橋渡しとなることを祈念している。

Millicent King Channell, DO, MA
David C. Mason, DO, FACOFP

謝 辞

この計画を完遂することあたり、私たちにご協力下さった人たちに深謝いたします。

私たちの秘書であり、毎日がんばって私たちの事業を進めてくれているLisa Schmidtに特に感謝します。さらに文献を探したり資料を検索してくれたオステオパシー医学４年生のJamie Rapacciuolo、画像のモデルを務めてくれたJamie RapacciuoloとErich Gottwaldに感謝します。そして、いくつかの難しい概念を視覚化して素晴らしい芸術を提供してくれたイラストレーターのBob McBride、いくつもの画像を仕上げてくれた写真家Kim Sokoloff、さらに私たちの師と同僚がくれた多くの知恵と道標に感謝します。

何よりも、私たちの家族が払った犠牲と支援に、心より感謝します。私たちの家族は、ここでは言葉にできないほど素晴らしく、感謝の念に堪えません。

訳者序

先進国における医療費の増大は、臨床現場において時間単位で効率よく治療する方向へシフトさせる力として働いているが、個々の患者に関連する症状に対して短時間で有効なオステオパシーを適用するには、かなりの経験と熟練が必要となってきている。

『5ミニッツ オステオパシー』は、主にオステオパシーを学んだ経験者にとって、症状に対してできるだけ適用すべき手技を明らかにしている。また、臨床で多く用いられるストレイン・カウンタースレイン、マッスルエナジー、マイオファッシャル・リリース、高速低振幅、リンパ手技などのテクニック、マクマレー検査や腰仙スプリング検査など多くの整形外科徒手検査、感覚や反射検査、デルマトームなどよく用いられる評価を、コンパクトに1冊にまとめたものである。もちろん、オステオパシーの初学者にとっては、お手頃な入門書になる可能性もある。

本書の著者であるMillicent King ChannellとDavid C. Masonの2人は、臨床におけるオステオパシーの手技がより効率よく実施されることを目的に本書を作成している。しかし、本書がオステオパシーのすべてを説明しているわけではなく、臨床の場で身近に置いて本書の内容を確認することや、さらには読者にとって必要な内容を追記させて、発展させていくことを期待している書籍である。そのような目的で作成された書籍であるため、彼らからの出版挨拶にある通り、読者がさらにオステオパシーの手技や理論について理解を深めようと希望するのであれば、オステオパシーの本格的な書籍を読むことや、各地で開催されている技術講習会に参加することが望ましいと考える。そして、読者なりのオステオパシーの備忘録が完成することを期待する次第である。

医道の日本社と編集部の坂川慎二様、小林篤子様の熱意と辛抱強い協力により、『5ミニッツ オステオパシー』として翻訳することができた。記して感謝申し上げる。

2014年4月

訳者を代表して　赤坂清和

本書の使い方

評価と治療

それぞれの疾患は、主に見開きで掲載されている。最初のページは、身体の機能障害として予測される領域と、その障害に関連する神経系（主に自律神経と運動）による障害部位を項目別にあげた。2ページ目以降は、それらの身体の機能障害のために使われる可能性がある技術のリストとした。

その潜在的技術のリストでは、徹底的ではないが、単独、または、全体的な治療計画の一部として適用される可能性があるいくつかの技術を提案した。各疾患の最初のページには、自律神経と運動神経支配のレベルとして、関連する内臓体性反射と体性体性反射が含まれている。オステオパシー徒手医学（OMM）で治療される可能性がある潜在的機能障害の領域として、これらの脊髄反射を調べる必要があるからである。「他の体性機能不全」のリストには、障害と中枢か末梢としての関係に基づいて影響を受けることが予期される関連領域を含めた。たとえば、喘息の場合、斜角筋の高緊張は、斜角筋が呼吸補助筋で、喘息発作の結果として過度に働かされる可能性があるのでリストアップしてある。したがって、これらの筋は体性機能不全として評価されるべきである。

本書に掲載した身体機能障害が正しいかどうかを示すことは、本書の目的ではない。また、技術の基本的な説明（例えばストレイン・カウンターストレイン手技を実行するのに必要な圧痛点の存在）は、本書から故意に省略している。治療家は、より概念上のテキスト（例えば、American Osteopathic Association.Foundations of Osteopathic Medicine. Lippincott Williams & Wilkins.2010、あるいはDiGiovanna E, Schiowitz S, Dowling D. An Osteopathic Approach to Diagnosis and Treatment. Lippincott Williams & Wilkins.2004）を参照することが奨励される。

各疾患の2ページ目は「2分間」「5分間」「追加」という、3つのレベルの治療計画に分けた。2分間のセクションにリストされる技術は、疾患の最も効果的治療として自動的に解釈されてはならないが、2分間という時間制約がある場合、最も効果的である場合がある。本書によって整理された短時間で効率的な疾患別治療により、OMMに専念される外来継続治療に戻るということが期待され、患者に適切なOMMを適用することを目的とする。そして治療家は、個々の患者に基づく技術を適用する際に、彼ら自身の判断を用いなければならない。なお「追加治療」とは、「2分間」と「5分間」の治療セクションにリストされた技術を行った上で、プラスする治療である。

目次 contents

付録A　テクニック

付録B　特殊検査

付録C　サマリー

カバー、本文デザイン：福田和雄（FUKUDA DESIGN）

5-minute consult®

アレルギー性鼻炎 RHINITIS, ALLERGIC

基礎

疾患・病態の説明

花粉症に伴う鼻粘膜の炎症。

生理学と関連する体性機能障害

副交感神経

- 亢進：鼻腺・涙腺・顎下腺の分泌増加
- 顔面神経（第Ⅶ脳神経）、舌咽神経（第Ⅸ脳神経）▶頭蓋機能不全
- 迷走神経
  - ▶環椎後頭関節、環軸関節、C2
    - ・圧痛点
    - ・頚椎関節柱*上にある軟部組織構造の変化
    - ・椎体の回旋
  - ▶後頭乳突縫合と環椎後頭関節の圧迫

＊訳注：一連の頚椎椎間関節の連結は関節柱と呼ばれる

交感神経

- 亢進：血管収縮と、鼻腺・涙腺・顎下腺のわずかな分泌
- T1-T5
  - ▶圧痛点
  - ▶横突起上の軟部組織構造の変化
  - ▶椎体の回旋

運動

- C3-C5（横隔膜を支配する横隔神経：肺周囲の炎症）
  - ▶圧痛点
  - ▶頚椎関節柱上にある軟部組織構造の変化
  - ▶椎体の回旋

他の体性機能障害

- 耳管：機能不全
- 内側翼突筋：トリガーポイント
- 咬筋：トリガーポイント
- 頭蓋：機能不全
- リンパ節におけるリンパ鬱滞：耳介前リンパ節と耳介後リンパ節、顎下リンパ節、下顎リンパ節、鎖骨上リンパ節

治療

2分間治療

- 頭部 眼窩上及び眼窩下に対するごく軽いマッサージ
- 頭部 ナジオンギャップ
- 頭部 前頭骨リフト

5分間治療

- 頭部 耳介ドレナージ
- 頭部 マンシーテクニック
- 腹部と内臓 耳に対するチャップマン反射

追加治療

- 頭部 頭蓋リズムの低下：第4脳室把持
- 頭部 迷走神経：環椎後頭関節リリース
- 頭部 翼口蓋神経節刺激
- 頚部 マイオファッシャル・リリース、ファシリテイティッド・ポジショナル・リリース、高速低振幅
- 胸部 マッスルエナジー、マイオファッシャル・リリース、高速低振幅

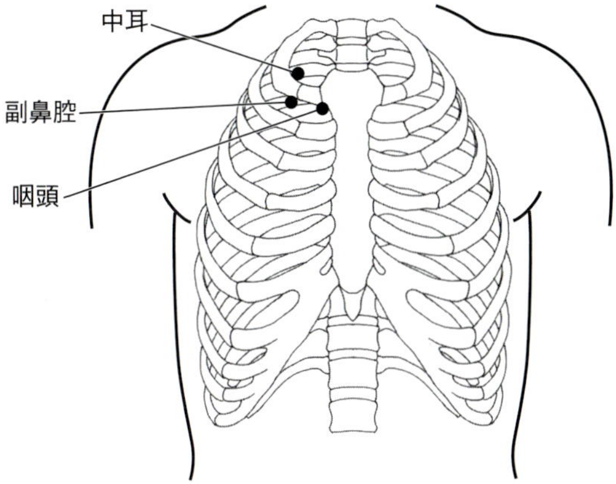

＊訳注：図は圧痛点、チャップマン反射などの操作点（以降の頁も同）

胃炎 GASTRITIS

基礎

疾患・病態の説明

胃の炎症。

生理学と関連する体性機能障害

副交感神経

- 亢進：酸の産生と蠕動の増加
- 迷走神経
  - ▶環椎後頭関節、環軸関節、C2
    - ・圧痛点
    - ・頚椎関節柱上にある軟部組織構造の変化
    - ・椎体の回旋
  - ▶後頭乳突縫合と環椎後頭関節の圧迫

交感神経

- 亢進：酸の産生と蠕動の減少
- T5-10
  - ▶圧痛点
  - ▶横突起上の軟部組織構造の変化
  - ▶椎体の回旋
- 腹腔・上腸間膜神経節の制限

運動

- C3-C5（横隔膜を支配する横隔神経：横隔膜付近の炎症）
  - ▶圧痛点
  - ▶頚椎関節柱上にある軟部組織構造の変化
  - ▶椎体の回旋

他の体性機能障害

- 横隔膜：すべての付着部における制限
- 乳び槽：筋膜制限
- 左胸管：制限

治療

2分間治療

- 腹部と内臓 腹腔と上腸間膜神経節：マイオファッシャル・リリース

5分間治療

- 胸部 座位でのマッスルエナジー
- 腹部と内臓 胃に対するチャップマン反射
  - ・胸骨に近い左第5と6肋間

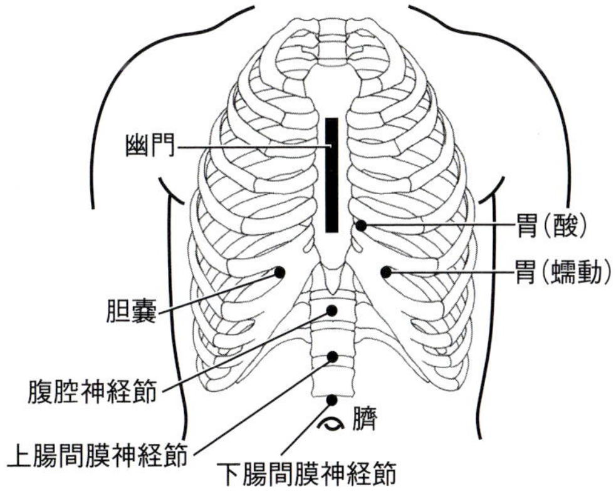

追加治療

- 頭部 迷走神経：環椎後頭関節リリース、後頭乳突縫合に対するV字拡張
- 頚部 C2、C3-C5:マイオファッシャル・リリース、ファシリテイティッド・ポジショナル・リリース、高速低振幅
- 胸部 マイオファッシャル・リリース、高速低振幅
- 腹部と内臓 左胸管：リンパ手技
- 腹部と内臓 乳び槽、顔面：リンパ手技
- 腹部
  - ・横隔膜ドーム
  - ・胸腰移行部：マッスルエナジー、マイオファッシャル・リリース、高速低振幅
- 腹部 腸間膜リフト

胃食道逆流症　GASTROESOPHAGEAL REFLUX DISEASE

基礎

疾患・病態の説明

下部の食道括約筋の一時的であるか慢性の弛緩のため、胃内容物が食道に入る障害。＊訳注：逆流性食道炎ともいう

生理学と関連する体性機能障害

副交感神経

- 迷走神経
  - ▶環椎後頭関節、環軸関節、C2
    - ・圧痛点
    - ・頚椎関節柱上にある軟部組織構造の変化
    - ・椎体の回旋
  - ▶後頭乳突縫合と環椎後頭関節の圧迫

交感神経

- 亢進：酸の産生と蠕動の減少
- T5-T10▶圧痛点
- 横突起上の軟部組織構造の変化
- 椎体の回旋
- 腹腔・上腸間膜神経節の制限

運動

- C3-C5（横隔膜を支配する横隔神経：横隔膜付近の炎症）
  - ▶圧痛点
  - ▶頚椎関節柱上にある軟部組織構造の変化
  - ▶椎体の回旋

他の体性機能障害

- 横隔膜：すべての付着部における制限
- 腹腔：神経節制限

治療

2分間治療

- 胸部 座位でのマッスルエナジー

5分間治療

- 腹部 腹腔神経節：マイオファッシャル・リリース
- 腹部と内臓 胃と食道に対するチャップマン反射

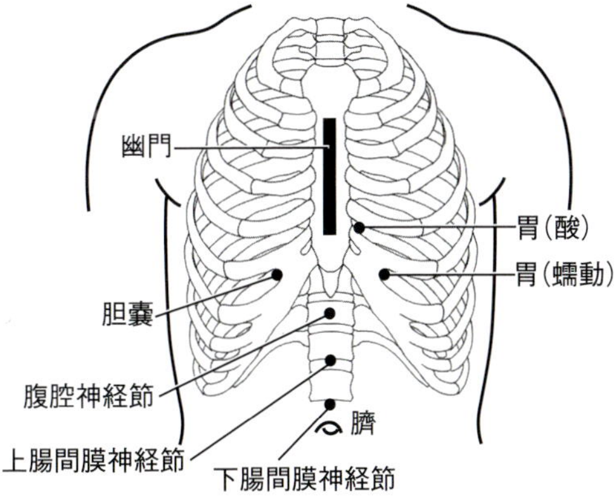

追加治療

- 頭部 迷走神経：環椎後頭関節リリース
- 頭部 頚部：マイオファッシャル・リリース、ファシリテイティッド・ポジショナル・リリース
- 胸部 マイオファッシャル・リリース　高速低振幅
- 腹部
  - ・横隔膜ドーム
  - ・胸腰移行部：マッスルエナジー、マイオファッシャル・リリース、高速低振幅

イレウス(腸閉塞)　ILEUS

基礎

疾患・病態の説明

腸の内容物が下部の腸に移動するのを妨げる腸の閉塞。

生理学と関連する体性機能障害

副交感神経

- 亢進：内腔が収縮し、括約筋が弛緩、分泌と運動性は増加
- 迷走神経
  - ▶環椎後頭関節、環軸関節、C2
    - ・圧痛点
    - ・頚椎関節柱上にある軟部組織構造の変化
    - ・椎体の回旋
  - ▶後頭乳突縫合と環椎後頭関節の圧迫

交感神経

- 亢進：内腔は弛緩し、括約筋は収縮、分泌と運動性は減少
- T10-L4
  - ▶圧痛点
  - ▶横突起上の軟部組織構造の変化
  - ▶椎体の回旋
- 腹腔神経節、下腸間膜および上腸間膜神経節の制限

他の体性機能障害

- 横隔膜：すべての付着部における制限
- 乳び槽：筋膜制限
- 左胸管：制限
- 仙骨捻転

治療

2分間治療

- 腹部 上腸間膜神経節：マイオファッシャル・リリース
- 胸部 マイオファッシャル・リリース、またはマッスルエナジー

5分間治療

- 胸部 マイオファッシャル・リリース、またはマッスルエナジー
- 仙骨 仙骨ロック
- 肋骨 肋骨挙上（＝スプリングテクニック。以下略）

追加治療

- 肋骨 肋骨挙上
- 頭部 迷走神経：環椎後頭関節リリース、後頭乳突縫合に対するV字拡張
- 頚部 マイオファッシャル・リリース、ファシリテイティッド・ポジショナル・リリース、高速低振幅
- 腹部 左胸管：リンパ手技
- 腹部 乳び槽：リンパ手技
- 腹部
  - ・横隔膜ドーム
  - ・胸腰移行部：マッスルエナジー、マイオファッシャル・リリース、高速低振幅
- 腹部 腸間膜リフト
- 下肢 ペダルポンプ
- 腹部と内臓 腸、結腸、直腸に対するチャップマン反射

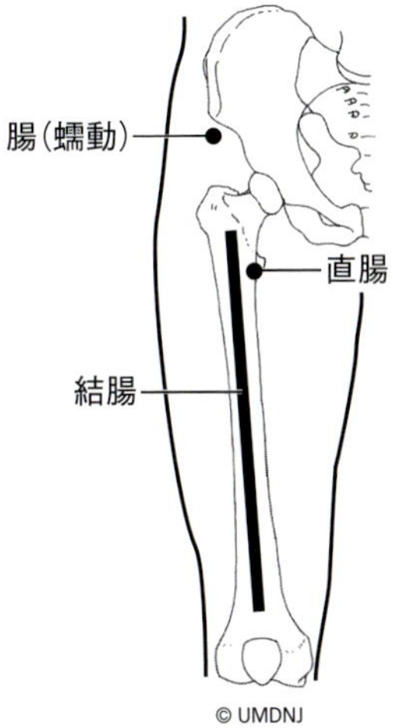

咽頭炎 PHARYNGITIS

基礎

疾患・病態の説明

咽頭の(ウイルス、あるいは細菌、菌類による)感染。

生理学と関連する体性機能障害

副交感神経

- 三叉神経(第V脳神経)
- 翼口蓋神経節を介して顔面神経(第Ⅶ脳神経)
- 迷走神経
  - ▶環椎後頭関節、環軸関節、C2
    - ・圧痛点
    - ・頚椎関節柱上にある軟部組織構造の変化
    - ・椎体の回旋
  - ▶後頭乳突縫合と環椎後頭関節の圧迫

交感神経

- T1-T4
  - ▶圧痛点
  - ▶横突起上の軟部組織構造の変化
  - ▶椎体の回旋

運動

- 翼口蓋神経節の咽頭枝、上歯槽神経、大口蓋神経と小口蓋神経を介して三叉神経(第V脳神経[上顎神経]の上顎枝)。
- 大錐体神経と翼口蓋神経節を介して顔面神経(第Ⅶ脳神経)(中間神経)
- 咽頭叢と扁桃腺枝と舌枝を介して舌咽神経(第Ⅸ脳神経)
- 上喉頭神経と咽頭叢の内部の分岐を経た迷走神経(第Ⅹ脳神経)

他の体性機能障害

- 耳管:機能不全
- 頭蓋:機能不全
- リンパ節におけるリンパ鬱滞:耳介前リンパ節と耳介後リンパ節、顎下リンパ節、下顎リンパ節、鎖骨上リンパ節、前頚部リンパ節

治療

2分間治療

- 頸部 前頸部リンパ節やリンパ管におけるリンパ手技

5分間治療

- 頭部 耳介ドレナージ
- 腹部と内臓 胸鎖関節直下の咽頭に対するチャップマン反射

追加治療

- 頭部 環椎後頭関節リリース
- 頭部 翼口蓋神経節刺激
- 頭部・頸部 環椎後頭関節、環軸関節、C2:マイオファッシャル・リリース、ファシリテイティッド・ポジショナル・リリース、高速低振幅
- 胸部 マッスルエナジー、マイオファッシャル・リリース、高速低振幅
- 肋骨 肋骨挙上

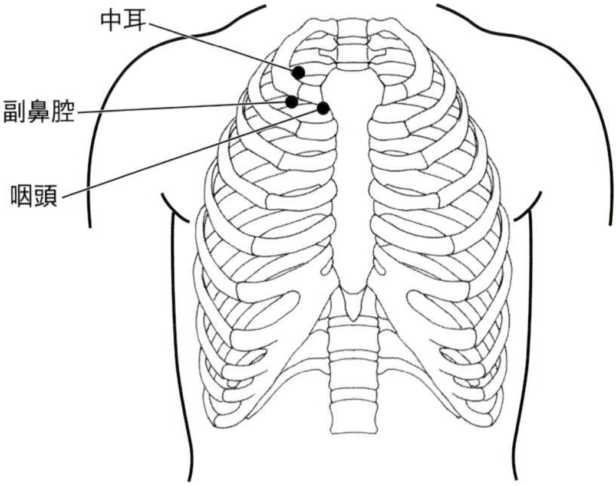

インフルエンザ INFLUENZA

基礎

疾患・病態の説明

インフルエンザウイルスに起因するウイルス性症候群。一般に、呼吸徴候、熱、悪寒、疲労と筋肉痛を呈する。消化管が含まれることがある。

生理学と関連する体性機能障害

副交感神経

- 亢進：鼻腺・涙腺・顎下腺における過度に増加する分泌
- 三叉神経（第Ⅴ脳神経）、顔面神経（第Ⅶ脳神経）、舌咽神経（第Ⅸ脳神経）
  - ▶頭蓋機能不全
- 迷走神経
  - ▶環椎後頭関節、環軸関節、C2
    - ・圧痛点
    - ・頚椎関節柱上にある軟部組織構造の変化
    - ・椎体の回旋
  - ▶後頭乳突縫合と環椎後頭関節の圧迫

交感神経

- 亢進：血管収縮と、鼻腺・涙腺・顎下腺におけるわずかな分泌
- T1-T4：頭部と顔面
  - ▶圧痛点
  - ▶横突起上の軟部組織構造の変化
  - ▶椎体の回旋
- T2-T7：気道
  - ▶圧痛点
  - ▶横突起上の軟部組織構造の変化
  - ▶椎体の回旋

運動

- C3-C5（横隔膜を支配する横隔神経：可動性低下とオーバーユースによる炎症）
  - ▶圧痛点
  - ▶頚椎関節柱上にある軟部組織構造の変化
  - ▶椎体の回旋

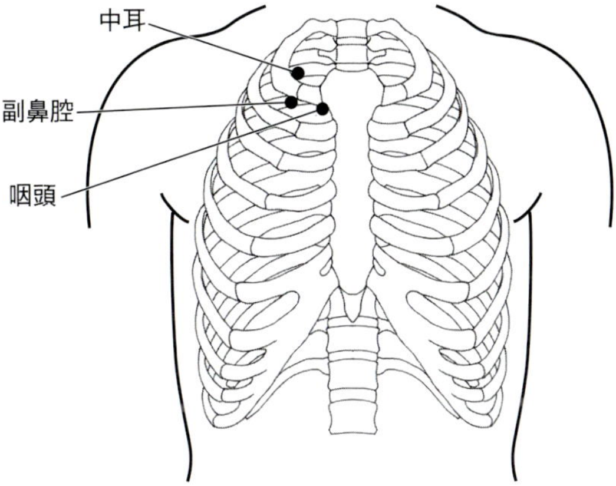
中耳
副鼻腔
咽頭

他の体性機能障害

- 耳管：機能不全
- 頭蓋：機能不全
- リンパ節におけるリンパ鬱滞：耳介前リンパ節と耳介後リンパ節、顎下リンパ節、下顎リンパ節、鎖骨上リンパ節、前頚部リンパ節
- 頚部から胸骨にかけて前筋膜の制限と圧痛点
- 吸気：肋骨機能不全による咳嗽
- 斜角筋、小胸筋、胸鎖乳突筋：機能不全
- 胸郭出口：機能不全
- 鎖骨：機能不全
- 胸骨：機能不全

治療

2分間治療

- 胸部 胸部ダクトと胸部ポンプ
- 肋骨 肋骨挙上
- 頭部 迷走神経：環椎後頭関節リリース

5分間治療

- 頚部 マイオファッシャル・リリース、ファシリテイティッド・ポジショナル・リリース、マッスルエナジー、高速低振幅
- 腹部 横隔膜ドーム

追加治療

- 頭部 耳介ドレナージ
- 頭部 眼窩上と眼窩下に対するごく軽いマッサージ
- 頭部 ガルブレステクニック（下顎ドレナージ）
- 胸部 マッスルエナジー、マイオファッシャル・リリース、高速低振幅
- 頚部 前頚部：マイオファッシャル・リリース
- 腹部 胸骨：カウンターストレイン、マイオファッシャル・リリース
- 頭部 翼口蓋神経節刺激
- 肋骨 機能不全：マッスルエナジー
- 腹部と内臓 チャップマン反射：上顎の中央線上で、耳のための鎖骨より上方、副鼻腔のための鎖骨より下方
- 腹部と内臓 肺に対するチャップマン反射

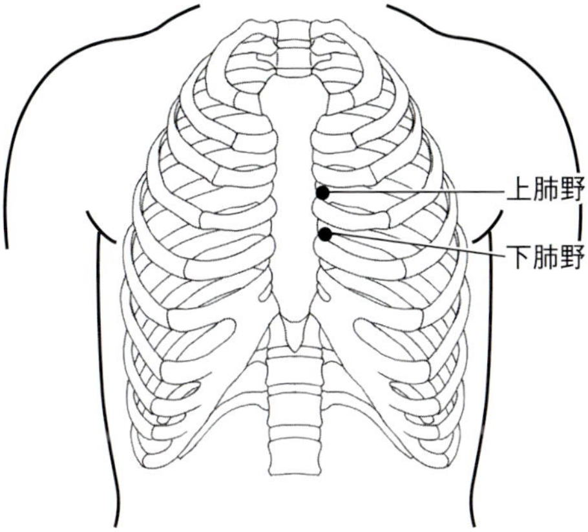
上肺野
下肺野

鬱血性心不全 CONGESTIVE HEART FAILURE

基礎

疾患・病態の説明

心臓ポンプの機能不全による身体の代謝に見合う血流の不足。

生理学と関連する体性機能障害

副交感神経

- 亢進：徐脈
- 迷走神経
  - ▶環椎後頭関節、環軸関節、C2
    - ・圧痛点
    - ・頚椎関節柱上にある軟部組織構造の変化
    - ・椎体の回旋
  - ▶後頭乳突縫合と環椎後頭関節の圧迫

交感神経

- 亢進：頻脈
- T1-T5
  - ▶圧痛点
  - ▶横突起上の軟部組織構造の変化
  - ▶椎体の回旋

運動

- C3-C5（横隔膜を支配する横隔神経：肺付近の炎症）
  - ▶圧痛点
  - ▶頚椎関節柱上にある軟部組織構造の変化
  - ▶椎体の回旋

他の体性機能障害

- 四肢従属性水腫
- 肋骨：機能不全
- 平坦化した横隔膜
- 斜角筋：過緊張と圧痛点
- 小胸筋：過緊張と圧痛点

治療

2分間治療

- 下肢 ペダルポンプ

5分間治療

- 肋骨 肋骨挙上

追加治療

- 頭部 迷走神経：環椎後頭関節リリースまたはV字拡張
- 頭部 頭蓋リズムの低下：第4脳室把持
- 腹部
  - ・横隔膜ドーム
  - ・胸腰移行部：マッスルエナジー、マイオファッシャル・リリース、高速低振幅
- 胸部 マイオファッシャル・リリース
- 肋骨 機能不全：マッスルエナジー
- 頸部 C2、C3-C5：マイオファッシャル・リリース、マッスルエナジー、またはファシリテイティッド・ポジショナル・リリース
- 上下肢 軽擦法
- 頸部 斜角筋群：カウンターストレイン、またはマッスルエナジー
- 上肢 小胸筋：カウンターストレイン、またはマイオファッシャル・リリース
- 腹部と内臓 心臓に対するチャップマン反射

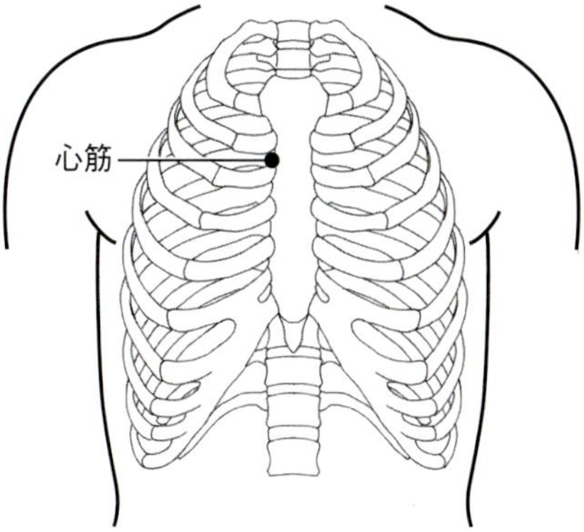

嚥下障害 DYSPHAGIA

基礎

疾患・病態の説明

嚥下困難や嚥下痛。

生理学と関連する体性機能障害

副交感神経

- 迷走神経（第X脳神経）
- 環椎後頭関節、環軸関節、C2
  - ▶圧痛点
  - ▶頚椎関節柱上にある軟部組織構造の変化
  - ▶椎体の回旋
- 後頭乳突縫合と環椎後頭関節の圧迫

交感神経

- T1-T4：頭部と頚部
- T5-T10：上部消化管
  - ▶圧痛点
  - ▶横突起上の軟部組織構造の変化
  - ▶椎体の回旋・腹腔：神経節制限

運動

- C3-C5（横隔膜を支配する横隔神経）
  - ▶圧痛点
  - ▶頚椎関節柱上にある軟部組織構造の変化
  - ▶椎体の回旋

他の体性機能障害

- 前頚部：筋筋膜制限
- 呼吸：横隔膜の運動制限と付着部の制限
- 舌下神経（第XII脳神経）と副神経（第XI脳神経）：頭蓋機能不全

治療

2分間治療

- 頭部 迷走神経：環椎後頭関節リリース
- 頚部 前頚部：マイオファッシャル・リリース

5分間治療

- 頚部 マッスルエナジー、マイオファッシャル・リリース、ファシリテイティッド・ポジショナル・リリース、高速低振幅
- 胸部 マイオファッシャル・リリース、高速低振幅

追加治療

- 腹部 腹腔神経節：マイオファッシャル・リリース
- 腹部 横隔膜付着部（肋骨縁、T12-L1、剣状突起）：マイオファッシャル・リリース
- 腹部 横隔膜ドーム
- 頭部 頭蓋ストレイン：ヴォールトフォールド
- 腹部と内臓 胃に対するチャップマン反射

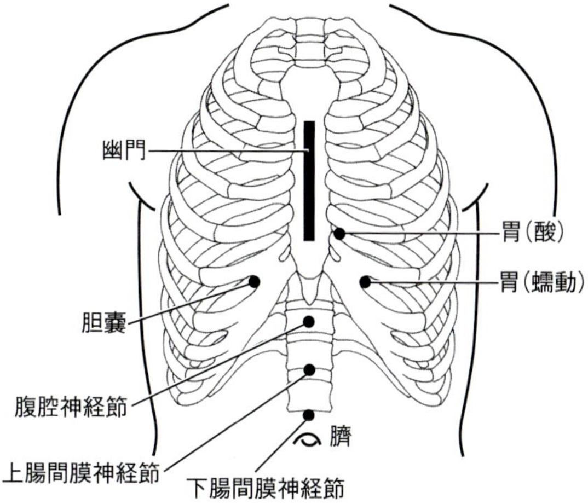

炎症性骨盤疾患

PELVIC INFLAMMATORY DISORDER

基礎

疾患・病態の説明

出産に関連した子宮、卵管、卵巣と他の器官に影響する女性の上生殖器官の感染と炎症。これらの器官の瘢痕は、不妊性、子宮外妊娠、慢性骨盤痛、膿瘍やその他の深刻な問題に至ることがある。

生理学と関連する体性機能障害

副交感神経

- 亢進：子宮体の弛緩、子宮頚の収縮、血管拡張
- 骨盤内臓神経
- S2-S4
  - ▶仙骨捻転
  - ▶仙骨運動減少
  - ▶仙腸関節痛

交感神経

- 亢進：子宮体の収縮、子宮頚の弛緩、血管収縮
- T12-L2
  - ▶圧痛点
  - ▶横突起上の軟部組織構造の変化
  - ▶椎体の回旋
- 上腸間膜神経節▶筋膜制限
- 下腸間膜神経節▶筋膜制限

運動

- S3-S4（肛門挙筋）
  - ▶圧痛点
  - ▶仙骨捻転
  - ▶仙腸関節機能不全

他の体性機能障害

- 坐骨直腸窩の制限
- 寛骨機能不全
- 横隔膜（呼吸）：すべての付着部における制限

治療

2分間治療

- 寛骨 坐骨直腸窩：マイオファッシャル・リリース

5分間治療

- 仙骨 仙骨底抑制
- 寛骨 機能不全：マッスルエナジー

追加治療

- 仙骨 機能不全：マッスルエナジー
- 腹部 乳び槽：リンパ手技
- 下肢 ペダルポンプ
- 腹部 横隔膜ドーム
- 胸部 マッスルエナジー、マイオファッシャル・リリース、高速低振幅
- 腰部 マッスルエナジー、マイオファッシャル・リリース、高速低振幅
- 腹部 神経節制限：マイオファッシャル・リリース
- 腹部と内臓 卵巣と子宮に対するチャップマン反射

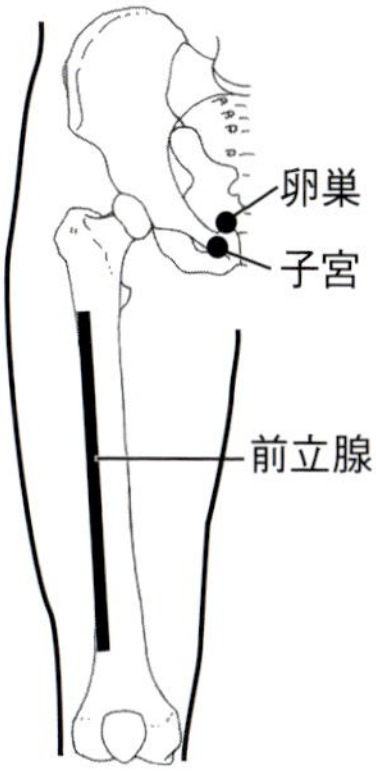

炎症性腸疾患（クローン病または潰瘍性大腸炎）

INFLAMMATORY BOWEL DISEASE
[CROHN'S DISEASE OR ULCERATIVE COLITIS]

基礎

疾患・病態の説明

腹痛、熱、膨満感、痙攣と血性下痢によって特徴づけられる胃腸系の疾患。腰痛の再発が見られる。体性機能不全は炎症性腸疾患の手がかりとなる場合があり、適当な精密検査が必要なケースもある。

生理学と関連する体性機能障害

副交感神経

- 亢進：蠕動の増加
- 迷走神経
  - ▶環椎後頭関節、環軸関節、C2
    - ・圧痛点
    - ・頚椎関節柱上にある軟部組織構造の変化
    - ・椎体の回旋
  - ▶後頭乳突縫合と環椎後頭関節の圧迫
- 骨盤内臓神経S2-S4
  - ▶仙腸関節機能不全

交感神経

- 亢進：蠕動の減少
- T5-L2
  - ▶圧痛点
  - ▶横突起上の軟部組織構造の変化
  - ▶椎体の回旋
- 腹腔神経節▶筋膜制限
- 上腸間膜神経節▶筋膜制限
- 下腸間膜神経節▶筋膜制限

他の体性機能障害

- 肋骨：機能不全
- 胸腹部：横隔膜機能不全
- 骨盤：横隔膜機能不全

治療

2分間治療

- 胸部 マイオファッシャル・リリース
- 腰部 マイオファッシャル・リリース

5分間治療

- 胸部 マッスルエナジー、または高速低振幅
- 腰部 マッスルエナジー、または高速低振幅
- 頭部 環椎後頭関節リリース

追加治療

- 仙骨 仙骨ロック
- 腹部 側副神経節リリース
- 頭部 V字拡張
- 頚部 環軸関節、C2：ファシリテイティッド・ポジショナル・リリース、高速低振幅
- 肋骨 肋骨挙上
- 仙骨 マッスルエナジー
- 寛骨 マッスルエナジー
- 腹部と内臓 チャップマン反射

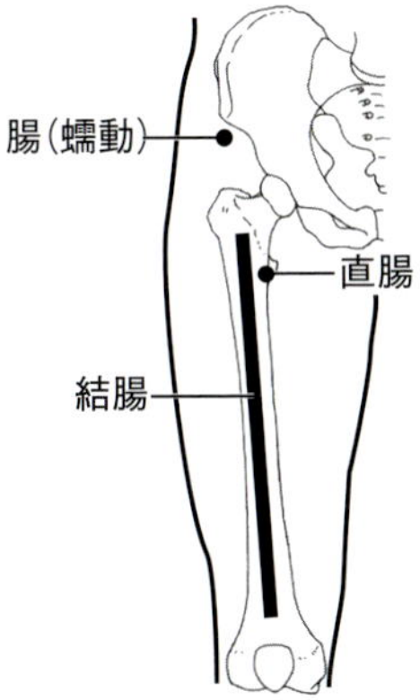

嘔吐 EMESIS

基礎

疾患・病態の説明

嘔吐は他の疾患の症状であり、胃腸炎、妊娠悪阻、胃食道逆流症、胆嚢炎、めまいと多くの他の疾患と関係している場合がある。

生理学と関連する体性機能障害

副交感神経

- 迷走神経
  - ▸環椎後頭関節、環軸関節、C2
    - ・圧痛点
    - ・頚椎関節柱上にある軟部組織構造の変化
    - ・椎体の回旋
- 後頭乳突縫合と環椎後頭関節の圧迫

交感神経

- T5-T10
  - ▸圧痛点
  - ▸横突起上の軟部組織構造の変化
  - ▸椎体の回旋
- 腹腔神経節制限

運動

- C3-C5（横隔膜を支配する横隔神経：胃付近の炎症）
  - ▸圧痛点
  - ▸頚椎関節柱上にある軟部組織構造の変化
  - ▸椎体の回旋

他の体性機能障害

- 頭蓋：機能不全
- 横隔膜（呼吸）：運動制限とすべての付着部の制限
- 他の胃腸：チャップマン反射

治療

2分間治療

- 頭部 迷走神経：環椎後頭関節リリース
- 腹部と内臓 胃と食道：チャップマン反射
- 胸部 胸骨に近い左第5・6肋間、胸骨体の正中

5分間治療

- 腹部 腹腔神経節：マイオファッシャル・リリース
- 胸部 胸部に対する座位でのマッスルエナジー

追加治療

- 頸部 C2;C3-C5:マイオファッシャル・リリース、ファシリテイティッド・ポジショナル・リリース、高速低振幅
- 胸部 T5-T10：マイオファッシャル・リリース、高速低振幅
- 腹部 横隔膜付着部(肋骨縁、T12-L1、剣状突起)：マイオファッシャル・リリース
- 腹部 横隔膜ドーム

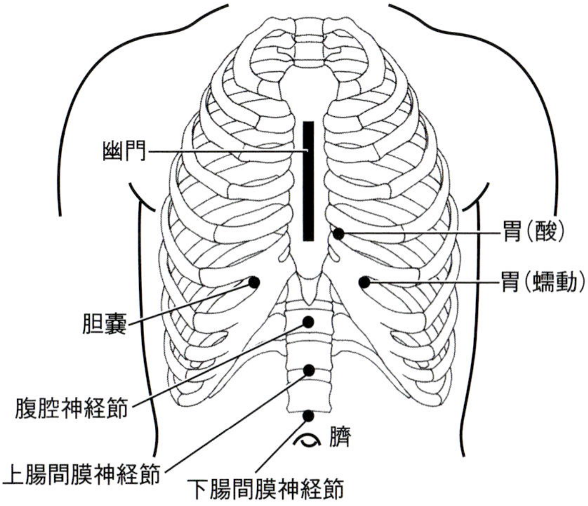

風邪 COMMON COLD

基礎

疾患・病態の説明

呼吸ウイルスによる鼻腔と上気道の炎症。

生理学と関連する体性機能障害

副交感神経

- 亢進：鼻腺、涙腺、顎下腺の分泌増加
- 顔面神経（第Ⅶ脳神経）、舌咽神経（第Ⅸ脳神経）▶頭蓋機能不全
- 迷走神経（第Ⅹ脳神経）
  - ▶環椎後頭関節、環軸関節、C2
    - ・圧痛点
    - ・頚椎関節柱上にある軟部組織構造の変化
    - ・椎体の回旋
  - ▶後頭乳突縫合と環椎後頭関節の圧迫

交感神経

- 亢進：血管収縮と、鼻腺・涙腺・顎下腺の分泌減少
- T1-T7
  - ▶圧痛点
  - ▶横突起上の軟部組織構造の変化
  - ▶椎体の回旋

運動

- C3-C5（横隔膜を支配する横隔神経：肺付近の炎症）
  - ▶圧痛点
  - ▶頚椎関節柱上にある軟部組織構造の変化
  - ▶椎体の回旋
- 眼球運動（第Ⅲ・第Ⅶ・第Ⅸ・第Ⅹ脳神経）
  - ▶頭蓋機能不全

他の体性機能障害

- 耳管：機能不全
- 頭蓋：機能不全
- リンパ節におけるリンパ鬱滞：耳介前リンパ節と耳介後リンパ節、顎下リンパ節、下顎リンパ節、鎖骨上リンパ節

- 頚部から胸骨における圧痛点を伴う前顔面制限
- 肋骨：機能不全

治療

2分間治療

- 頭部 耳介ドレナージ
- 頭部 眼神経（第Ｖ脳神経）、上顎神経（第Ｖ脳神経）、下顎神経（第Ｖ脳神経）：神経刺激
- 頭部 ガルブレステクニック（下顎ドレナージ）

5分間治療

- 頭部 翼口蓋神経節刺激
- 頭部 頚部（環椎後頭関節、環軸関節、C2）：マイオファッシャル・リリース、ファシリテイティッド・ポジショナル・リリース、または高速低振幅
- 頭部 マンシーテクニック
- 頭部 ナジオンギャップ

追加治療

- 胸部 左胸管：リンパ手技
- 頭部 迷走神経：環椎後頭関節リリース
- 頚部 前頚部：マイオファッシャル・リリース
- 腹部 胸骨：カウンターストレイン、マイオファッシャル・リリース
- 腹部
  - ・横隔膜ドーム
  - ・胸腰移行部：マッスルエナジー、マイオファッシャル・リリース、高速低振幅
- 胸部 マッスルエナジー、マイオファッシャル・リリース、高速低振幅
- 肋骨 機能不全：マッスルエナジー
- 肋骨 肋骨挙上
- 腹部と内臓 耳や膿瘻に対するチャップマン反射

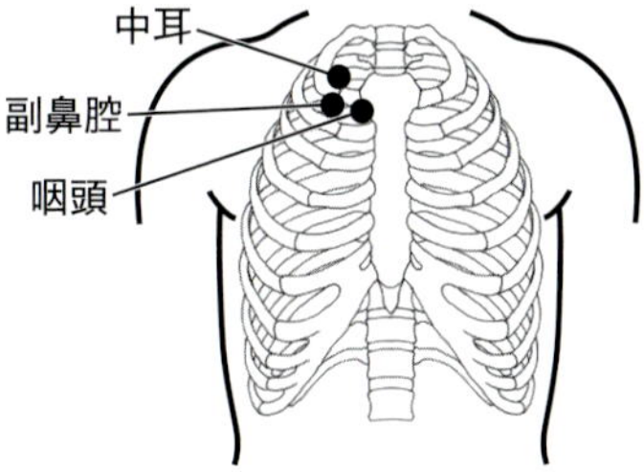

鵞足炎 PES ANSERINE BURSITIS

基礎

疾患・病態の説明

　脛骨近位の前内側に付着する縫工筋、薄筋、半腱様筋の共同腱付着部の下にある滑液包の炎症。

生理学と関連する体性機能障害

副交感神経

　該当なし。

交感神経

- 亢進：筋細動脈の拡張（コリン作動性および$\beta 2$アドレナリン作動性）、筋細動脈の収縮（αアドレナリン作動性）
- T11-L2
  - ▶圧痛点
  - ▶横突起上の軟部組織構造の変化
  - ▶椎体の回旋

運動

- 縫工筋▶大腿神経（L2-L3）
- 薄筋▶閉鎖神経前枝（L2-L3）
- 半腱様筋▶脛骨神経（L5-S2）
  - ▶圧痛点
  - ▶過緊張

他の体性機能障害

- 扁平足
- 脛骨捻転
- 寛骨機能不全
- 恥骨結合：圧痛点や剪断
- 変形性膝関節症

治療

2分間治療

- 下肢 鵞足付着部：カウンターストレインまたはファシリテイティッド・ポジショナル・リリース

5分間治療

- 寛骨 機能不全：マッスルエナジー
- 寛骨 恥骨結合機能不全：カウンターストレイン、またはマッスルエナジー

追加治療

- 下肢 縫工筋・薄筋・半腱様筋の機能不全：カウンターストレインまたはマッスルエナジー
- 下肢 扁平足：ファシリテイティッド・ポジショナル・リリース、または高速低振幅

肩関節周囲炎 FROZEN SHOULDER

基礎

疾患・病態の説明

回旋筋腱板の慢性炎症または外傷後の瘢痕組織から生じる肩の運動の痛みを伴う制限で、癒着性関節包炎とも呼ばれる。

生理学と関連する体性機能障害

副交感神経

該当なし。

交感神経

- 亢進：筋細動脈の拡張（コリン作動性および$\beta 2$アドレナリン作動性）、筋細動脈の収縮（αアドレナリン作動性）
- T1-T5
  - ▶圧痛点
  - ▶横突起上の軟部組織構造の変化
  - ▶椎体の回旋

運動

- 棘下筋▶肩甲上神経C5-C6
- 肩甲下筋▶肩甲下神経C5-C6
- 棘上筋▶肩甲上神経C5-C6
- 小円筋▶腋窩神経C5-C6
  - ▶圧痛点
  - ▶頚椎関節柱上にある軟部組織構造の変化
  - ▶椎体の回旋

他の体性機能障害

- C7-T5に対応する大菱形筋と小菱形筋の過緊張
  - ▶圧痛点
  - ▶横突起上の軟部組織構造の変化
  - ▶椎体の回旋
- 小胸筋：過緊張、圧痛点と運動制限
- 肩甲挙筋：過緊張、圧痛点と運動制限
- 内外側上顆：圧痛点
- 鎖骨機能不全
- 第1・2肋骨による吸気機能不全

治療

2分間治療

- 上肢 スペンサー法

5分間治療

- 上肢 小胸筋：カウンターストレイン、マッスルエナジー
- 胸部 マッスルエナジー

追加治療

- 上肢 肩甲挙筋：カウンターストレイン、マッスルエナジー
- 頸部 ファシリテイティッド・ポジショナル・リリース、マイオファッシャル・リリース、高速低振幅
- 胸部 ファシリテイティッド・ポジショナル・リリース、マイオファッシャル・リリース、高速低振幅
- 第1·2肋骨 ファシリテイティッド・ポジショナル・リリース
- 上肢 上顆：カウンターストレイン
- 上肢 鎖骨：マイオファッシャル・リリース、マッスルエナジー

過敏性腸症候群 IRRITABLE BOWEL SYNDROME（IBS）

基礎

疾患・病態の説明

腹痛、膨満感、痙攣と下痢または便秘により特徴づけられる胃腸系疾患。

生理学と関連する体性機能障害

副交感神経

- 亢進：蠕動の増加
- 迷走神経
  - ▶環椎後頭関節、環軸関節、C2
    - ・圧痛点
    - ・頚椎関節柱上にある軟部組織構造の変化
    - ・椎体の回旋
  - ▶後頭乳突縫合と環椎後頭関節の圧迫
- 骨盤内臓神経
  - ▶仙骨：機能不全

交感神経

- 亢進：蠕動の減少
- T10-L2
  - ▶圧痛点
  - ▶横突起上の軟部組織構造の変化
  - ▶椎体の回旋
- 腹腔、上・下腸間膜神経節▶筋膜制限

他の体性機能障害

- 胸腹部：横隔膜機能不全
- 骨盤：横隔膜機能不全

治療

2分間治療

- 胸部 マッスルエナジー
- 腰部 マッスルエナジー

5分間治療

- 頭部 環椎後頭関節リリース
- 腹部 側副神経節リリース

追加治療

- 胸部 マイオファッシャル・リリース、高速低振幅
- 腰部 マイオファッシャル・リリース、高速低振幅
- 仙骨 仙骨ロック
- 頭部 V字拡張
- 頚部 ファシリテイティッド・ポジショナル・リリース、高速低振幅
- 肋骨 肋骨挙上
- 仙骨 マッスルエナジー
- 寛骨 マッスルエナジー
- 寛骨 坐骨直腸窩リリース
- 腹部と内臓 胃腸系に対するチャップマン反射

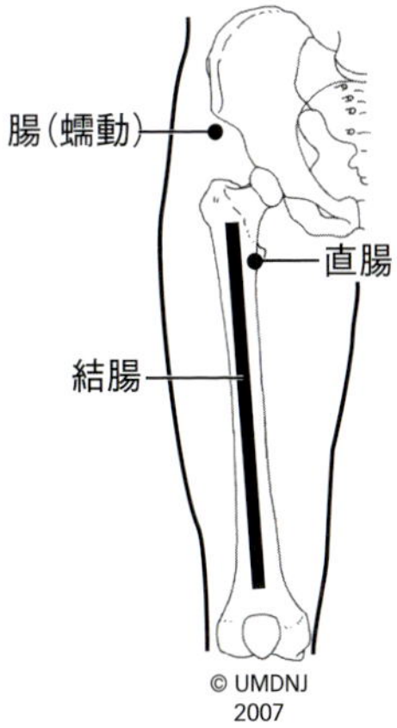

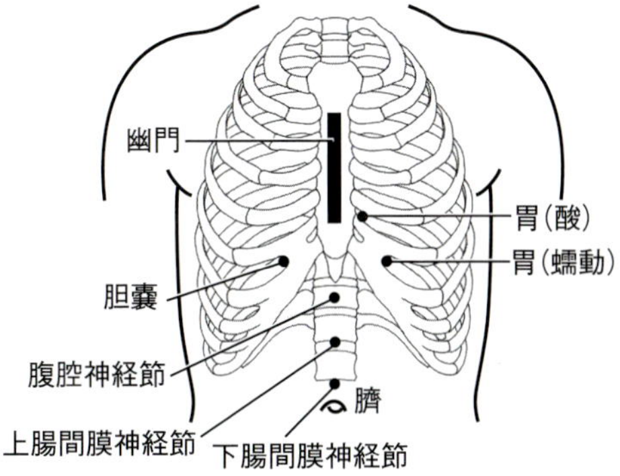

関節症（炎症性）

ARTHRITIS〔INFLAMMATORY〕

基礎

疾患・病態の説明

多くのリウマチ症状が関節症となるので、関節痛がある患者に対して、正確な診断が適切な治療に結びつく。検査実施中や確定診断後においても次のアドバイスは役に立つであろう。

生理学と関連する体性機能障害

副交感神経

該当なし。

交感神経

- 亢進：筋細動脈の拡張（コリン作動性および$\beta 2$アドレナリン作動性）、筋細動脈の収縮（αアドレナリン作動性）
- T5-T7（上肢）
  - ▶圧痛点
  - ▶横突起上の軟部組織構造の変化
  - ▶椎体の回旋
- T10-L2（下肢）
  - ▶圧痛点
  - ▶横突起上の軟部組織構造の変化
  - ▶椎体の回旋

運動

- C4-T1（上肢）
  - ▶圧痛点
  - ▶頚椎関節柱上にある軟部組織構造の変化
  - ▶椎体の回旋
- L1-S3（下肢）
  - ▶圧痛点
  - ▶横突起上の軟部組織構造の変化
  - ▶椎体の回旋

他の体性機能障害

- リウマチによりどの関節についても症状が出現する。滑膜炎、滑液包炎、浮腫は関節炎に随伴し、リンパ手技による効果が得られることがある。
- 仙腸関節炎はいくつかのリウマチ疾患に共通である。これらの患者の仙骨、寛骨、腰椎における体性機能障害は評価されるべきである。関節炎に影響されない領域における代償やオーバーユースについても評価されるべきである。

治療

注意：炎症性関節炎は、靭帯の弛緩による関節不安定性となることがある。したがって、上位頸椎に対する高速低振幅手技は推奨されない。

2分間治療

- 主訴や客観的所見の領域に対するマイオファッシャル・リリース

5分間治療

- 障害領域に対するリンパ手技

追加治療

- 圧痛点に対するカウンターストレイン

治療領域による保険請求（米国での場合）

- 頭部・頭蓋体性機能不全
- 頚部体性機能不全
- 胸部体性機能不全
- 腰部体性機能不全
- 仙骨体性機能不全
- 寛骨体性機能不全
- 下肢体性機能不全
- 上肢体性機能不全
- 肋骨体性機能不全
- 腹部内臓体性機能不全

関節症（骨関節炎）　ARTHRITIS〔OSTEOARTHRITIS〕

基礎

疾患・病態の説明

あらゆる関節に生じる可能性がある非炎症性関節変性疾患で、一般的には手、膝、股関節、脊椎に生じることが多い。軟骨破壊の結果として、関節裂隙の狭小化と関節変性が生じ、ウォルフの法則※により、カルシウム沈着と関連して、痛み、堅さ、圧痛、関節浸出、関節捻髪音、関節可動域制限が生じる。

＊訳注：「ウォルフの法則」とは、骨に荷重ストレスが負荷されることにより、これに拮抗できるように骨の微小構造が改築、改変されるという法則

生理学と関連する体性機能障害

副交感神経

該当なし。

交感神経

• 亢進：筋細動脈の拡張（コリン作動性およびβ2アドレナリン作動性）、筋細動脈の収縮（αアドレナリン作動性）

•T5-T7（上肢）
- ▸圧痛点
- ▸横突起上の軟部組織構造の変化
- ▸椎体の回旋

•T10-L2（下肢）
- ▸圧痛点
- ▸横突起上の軟部組織構造の変化
- ▸椎体の回旋

運動

•C4-T1（上肢）
- ▸圧痛点
- ▸頚椎関節柱上にある軟部組織構造の変化
- ▸椎体の回旋

•L1-S3（下肢）
- ▸圧痛点
- ▸横突起上の軟部組織構造の変化
- ▸椎体の回旋

他の体性機能障害

- あらゆる関節が罹患する可能性がある。外傷や反復性使用により、局所的な症状を呈することがある。
- 頚椎や胸椎、腰椎、仙骨における関節炎が椎間孔や脊柱管の狭窄により、予測される関連症状として生じる可能性がある。
- 手、特に母指、膝、股関節は荷重とオーバーユースにより骨関節炎に罹患しやすい。
- 関節炎以外の代償やオーバーユースの領域について評価すること。

治療

メモ：治療は罹患関節の回復と管理が重要である。これらは周辺関節に対する健康状態に関わる、運動処方や姿勢教育、生体工学的評価、助言等による予防が含まれる。

2分間治療

- 主訴や客観的所見の領域に対するマイオファッシャル・リリース

5分間治療

- 罹患関節周囲に対して、マイオファッシャル・リリース、マッスルエナジー、高速低振幅

追加治療

- 圧痛点に対するカウンターストレイン
- 生体工学的評価と助言
- 姿勢教育
- 運動処方

治療領域による保険請求（米国での場合）

- 頭部・頭蓋体性機能不全
- 頚部体性機能不全
- 胸部体性機能不全
- 腰部体性機能不全
- 仙骨体性機能不全
- 寛骨体性機能不全
- 下肢体性機能不全
- 上肢体性機能不全
- 肋骨体性機能不全
- 腹部内臓体性機能不全

胸郭出口症候群 THORACIC OUTLET SYNDROME

基礎

疾患・病態の説明

腕神経叢または胸郭出口(前斜角筋、中斜角筋、鎖骨、第1肋骨、そして小胸筋で囲まれた領域)の脈管構造の圧縮または刺激に起因する上肢の痛みまたは知覚異常。

生理学と関連する体性機能障害

副交感神経

該当なし。

交感神経

- 亢進:筋細動脈の拡張(コリン作動性およびβ2アドレナリン作動性)、筋細動脈の収縮(αアドレナリン作動性)
- T5-T7
  - ▶圧痛点
  - ▶横突起上の軟部組織構造の変化
  - ▶椎体の回旋

運動

- C5-T1
  - ▶圧痛点
  - ▶頚椎関節柱上にある軟部組織構造の変化
  - ▶椎体の回旋

他の体性機能障害

- 前斜角筋と中斜角筋:過緊張や圧痛点、運動制限
- 第1・第2肋骨の吸気機能不全
- 外転した鎖骨
- 小胸筋:過緊張や圧痛点、運動制限
- 肩甲挙筋:過緊張や圧痛点、運動制限
- 大円筋、小円筋、広背筋:後腋窩領域における圧痛点と過緊張

治療

2分間治療

- 第1·2肋骨 ファシリテイティッド・ポジショナル・リリース、高速低振幅

5分間治療

- 胸部 マッスルエナジー
- 上肢 小胸筋：カウンターストレイン、マッスルエナジー

追加治療

- 頸部 前斜角筋と中斜角筋：マッスルエナジー、カウンターストレイン、またはマイオファッシャル・リリース
- 胸部 ファシリテイティッド・ポジショナル・リリース、マイオファッシャル・リリース、高速低振幅
- 上肢 肩甲挙筋：カウンターストレイン、マッスルエナジー
- 頸部 ファシリテイティッド・ポジショナル・リリース、マイオファッシャル・リリース、高速低振幅
- 腹部 鎖骨：マイオファッシャル・リリース、マッスルエナジー
- 上肢 後腋窩領域の圧痛点と過緊張：カウンターストレイン

頚部脊椎症 CERVICAL SPONDYLOSIS

基礎

疾患・病態の説明

頚椎における椎間板と椎体周囲が変性した状態。

生理学と関連する体性機能障害

副交感神経

該当なし。

交感神経

- 亢進：筋細動脈の拡張（コリン作動性およびβ2アドレナリン作動性）、筋細動脈の収縮（αアドレナリン作動性）
- T1-T5
  - ▶圧痛点
  - ▶横突起上の軟部組織構造の変化
  - ▶椎体の回旋

運動

- C1-C8神経根、副神経（第Ⅺ脳神経）：肩甲挙筋、頭長筋、頚長筋、斜角筋群、板状筋、胸鎖乳突筋、頭直筋
  - ▶圧痛点
  - ▶頚椎関節柱上にある軟部組織構造の変化
  - ▶椎体の回旋

他の体性機能障害

- 斜角筋群の過緊張、圧痛点と運動制限
- 第1・2肋骨における吸気機能不全
- 鎖骨体性機能不全
- 小胸筋の過緊張、圧痛点と運動制限
- 肩甲挙筋の過緊張、圧痛点と運動制限
- 菱形筋の過緊張、圧痛点と運動制限
- 大円筋・小円筋・広背筋の圧痛点と過緊張（後腋窩領域）

治療

2分間治療

- 頭部 環椎後頭関節リリース
- 第1･2肋骨 ファシリテイティッド・ポジショナル・リリース

5分間治療

- 頚部 ファシリテイティッド･ポジショナル･リリース、またはマイオファッシャル･リリース

追加治療

- 胸部 マッスルエナジー、ファシリテイティッド・ポジショナル・リリース、またはマイオファッシャル・リリース
- 上肢 小胸筋：カウンターストレイン、マッスルエナジー
- 頚部 斜角筋群：マッスルエナジー、カウンターストレイン
- 第1･2肋骨 マッスルエナジー、高速低振幅
- 上肢 肩甲挙筋：カウンターストレイン、マッスルエナジー
- 上肢 菱形筋：カウンターストレイン、マッスルエナジー
- 上肢 鎖骨：マイオファッシャル・リリース、マッスルエナジー
- 上肢 後腋窩領域の圧痛点と過緊張：カウンターストレイン

月経困難症 DYSMENORRHEA

基礎

疾患・病態の説明

有痛性月経。

生理学と関連する体性機能障害

副交感神経

- 亢進：子宮の血管拡張
- 骨盤内臓神経(S2-S4)
  - ▶仙骨捻転
  - ▶仙骨運動減少
  - ▶仙腸関節痛

交感神経

- 亢進：子宮の血管収縮
- T10-L2
  - ▶圧痛点
  - ▶横突起上の軟部組織構造の変化
  - ▶椎体の回旋
- 上腸間膜神経節▶筋膜制限
- 下腸間膜神経節▶筋膜制限

他の体性機能障害

- 坐骨直腸窩の制限
- 寛骨機能不全
- 横隔膜(呼吸)：運動制限とすべての付着部の制限

治療

2分間治療

- 仙骨 仙骨底抑制
- 仙骨 仙骨ロック

5分間治療

- 仙骨 機能不全：マッスルエナジー
- 寛骨 機能不全：マッスルエナジー

追加治療

- 腹部 乳び槽：リンパ手技
- 寛骨 坐骨直腸窩：マイオファッシャル・リリース
- 下肢 ペダルポンプ
- 腹部 横隔膜ドーム
- 頭部
  - ・頭蓋ストレインパターン（仙骨に対応）
  - ・ヴォールトフォールド
  - ・第4脳室把持
- 胸部 マッスルエナジー、マイオファッシャル・リリース、高速低振幅
- 腰部 マッスルエナジー、マイオファッシャル・リリース、高速低振幅
- 腹部 神経節制限：マイオファッシャル・リリース
- 腹部と内臓 卵巣と子宮に対するチャップマン反射

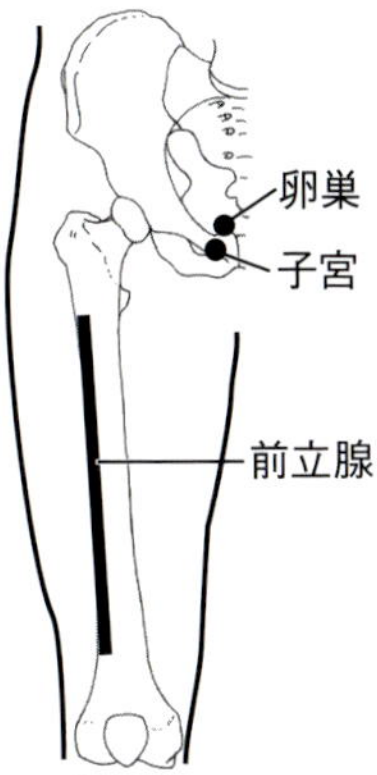

か
げっけいこんなんしょう
DYSMENORRHEA

月経前症候群 PREMENSTRUAL SYNDROME

基礎

疾患・病態の説明

月経前週に女性に生じる心身症状。それらの症状には、腹部膨満感、頭痛、過敏、不安と抑うつ、睡眠障害、疲労や胸部の腫脹や圧痛などがある。

生理学と関連する体性機能障害

副交感神経

- 亢進：血管拡張、嘔気、嘔吐、下痢
- 迷走神経
  - ▶環椎後頭関節、環軸関節、C2
    - ・圧痛点
    - ・頚椎関節柱上にある軟部組織構造の変化
    - ・椎体の回旋
  - ▶後頭乳突縫合と環椎後頭関節の圧迫
- 骨盤内臓神経(S2-S4)
  - ▶仙骨捻転
  - ▶仙骨運動減少
  - ▶仙腸関節痛

交感神経

- 亢進：血管収縮、便秘、酸に対する過敏
- T1-T4、またはT5-L2
  - ▶圧痛点
  - ▶横突起上の軟部組織構造の変化
  - ▶椎体の回旋
- 腹腔神経節▶筋膜制限
- 上腸間膜神経節▶筋膜制限
- 下腸間膜神経節▶筋膜制限

運動

- C2-C8(肩甲挙筋、斜角筋)
  - ▶圧痛点
  - ▶頚椎関節柱上にある軟部組織構造の変化
  - ▶椎体の回旋

他の体性機能障害

- 坐骨直腸窩の制限
- 寛骨機能不全

治療

2分間治療

- 仙骨 仙骨底抑制
- 頭部 環椎後頭関節リリース

5分間治療

- 寛骨 機能不全：マッスルエナジー
- 仙骨 捻転：マッスルエナジー
- 仙骨 仙骨ロック

追加治療

- 上肢・頸部 肩甲挙筋と斜角筋群:カウンターストレイン、またはマイオファッシャル・リリース
- 頸部 マイオファッシャル・リリース、ファシリテイティッド・ポジショナル・リリース、高速低振幅
- 胸部 マッスルエナジー、マイオファッシャル・リリース、高速低振幅
- 腰部 マッスルエナジー、マイオファッシャル・リリース、高速低振幅
- 寛骨 坐骨直腸窩：マイオファッシャル・リリース
- 上肢 大胸筋牽引
- 腹部 神経節制限：マイオファッシャル・リリース
- 頭部
  - ・頭蓋ストレインパターン（仙骨に対応する）
  - ・ヴォールトフォールド
  - ・第４脳室把持
- 腹部と内臓 卵巣や子宮に対するチャップマン反射

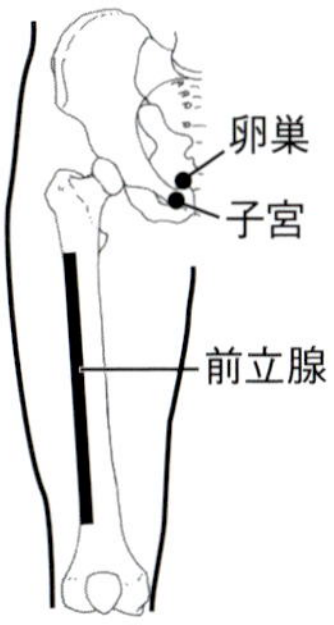

© UMDNJ
2007

下痢 DIARRHEA

基礎

疾患・病態の説明

異常に高い頻度と量の便通。機能あるいは炎症、感染の病因がある可能性がある。

生理学と関連する体性機能障害

副交感神経

- 亢進：蠕動の増加
- 迷走神経
  - ▶環椎後頭関節、環軸関節、C2
    - ・圧痛点
    - ・頚椎関節柱上にある軟部組織構造の変化
    - ・椎体の回旋
  - ▶後頭乳突縫合と環椎後頭関節の圧迫
- 骨盤内臓神経S2-S4
  - ▶仙腸関節機能不全

交感神経

- 亢進：蠕動の減少
- T5-L2
  - ▶圧痛点
  - ▶横突起上の軟部組織構造の変化
  - ▶椎体の回旋
- 腹腔神経節▶筋膜制限
- 上腸間膜神経節▶筋膜制限
- 下腸間膜神経節▶筋膜制限

他の体性機能障害

- 肋骨関連：機能不全
- 胸腹部：横隔膜機能不全
- 骨盤：横隔膜機能不全

治療

2分間治療

- 胸部 マイオファッシャル・リリース
- 腰部 マイオファッシャル・リリース

5分間治療

- 胸部 マッスルエナジー、または高速低振幅
- 腰部 マッスルエナジー、または高速低振幅
- 腹部 側副神経節リリース
- 頭部 環椎後頭関節リリース

追加治療

- 頭部 V字拡張
- 頸部 ファシリテイティッド・ポジショナル・リリース、高速低振幅
- 肋骨 マッスルエナジー、または高速低振幅
- 肋骨 肋骨挙上
- 仙骨 マッスルエナジー
- 寛骨 マッスルエナジー
- 腹部と内臓 チャップマン反射

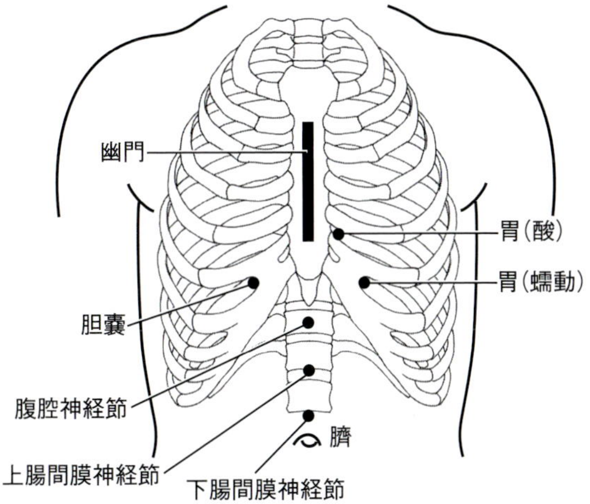

高血圧 HYPERTENSION

基礎

疾患・病態の説明

持続的に血圧が高く、心臓あるいは腎疾患の影響による場合がある。しばしば、基礎疾患が見つからないことがある（本態性高血圧）。医師は、治療の選択肢の中で、心臓や腎、自律神経に注意する必要がある。

生理学と関連する体性機能障害

副交感神経

- 亢進：徐脈
- 迷走神経
  - ▶環椎後頭関節、環軸関節、C2
    - ・圧痛点
    - ・頚椎関節柱上にある軟部組織構造の変化
    - ・椎体の回旋
  - ▶後頭乳突縫合と環椎後頭関節の圧迫

交感神経

- 亢進：頻脈、血管攣縮
- T1-T5（心臓）
- T10-T11（腎臓）
  - ▶圧痛点
  - ▶横突起上の軟部組織構造の変化
  - ▶椎体の回旋
- 下腸間膜神経節▶腎や副腎

他の体性機能障害

- リンパ制限と、その結果生じる浮腫

治療

2分間治療

- 頭部 迷走神経：環椎後頭関節リリースとV字拡張
- 肋骨 肋骨挙上

5分間治療

- 胸部 マイオファッシャル・リリース、マッスルエナジー、高速低振幅

追加治療

- 腹部 下腸間膜神経節リリース
- 胸部 胸部ポンプ
- 上肢・下肢 リンパ鬱滞に対する軽擦法(リンパ手技)
- 腹部と内臓 心臓に対するチャップマン反射
- 腹部 腎に対するチャップマン反射

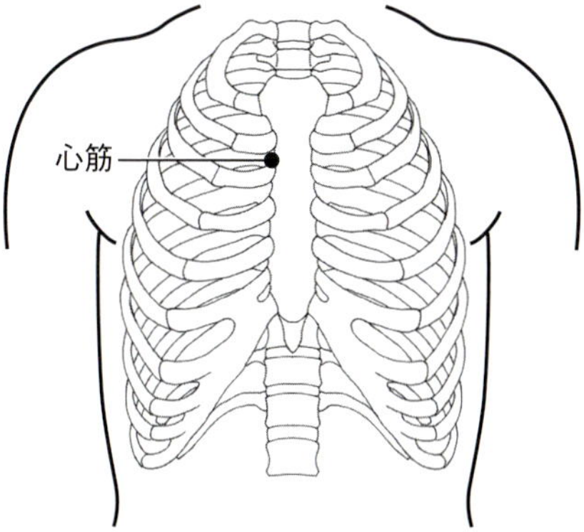

甲状腺腫　GOITER

基礎

疾患・病態の説明

甲状腺機能亢進か甲状腺機能低下、あるいは甲状腺機能正常状態と関係する甲状腺の腫張。

生理学と関連する体性機能障害

副交感神経

- 亢進：T3減少、甲状腺血流量の増加
- 迷走神経
  - ▶頭蓋ストレイン
  - ▶環椎後頭関節、環軸関節、C2
    - ・圧痛点
    - ・頚椎関節柱上にある軟部組織構造の変化
    - ・椎体の回旋
  - ▶後頭乳突縫合と環椎後頭関節の圧迫

交感神経

- 亢進：T3増加、甲状腺血流量の減少
- T1-T5頭部と頚部
  - ▶圧痛点
  - ▶横突起上の軟部組織構造の変化
  - ▶椎体の回旋

他の体性機能障害

- 頭蓋機能不全
  - ▶後頭乳突縫合
  - ▶後頭骨顆の圧迫
  - ▶環椎後頭関節機能不全
- 頚部から胸骨にかけて前筋膜の制限と圧痛点
- 胸鎖乳突筋：過緊張
- 斜角筋群：過緊張
- リンパ浮腫

治療

2分間治療

- 頸部 胸鎖乳突筋と斜角筋群：マイオファッシャル・リリース

5分間治療

- 頭部 頭蓋機能不全：後頭乳突縫合の制限側にV字拡張
- 頭部 環椎後頭関節：後頭顆の減圧
- 頭部 環椎後頭関節リリース

追加治療

- 頭部 環椎後頭関節：マッスルエナジー
- 頸部 マイオファッシャル・リリース、ファシリテイティッド・ポジショナル・リリース、マッスルエナジー、高速低振幅
- 頸部 前頸部：マイオファッシャル・リリース
- 胸部 マイオファッシャル・リリース、マッスルエナジー、高速低振幅
- 上肢 鎖骨と胸骨：カウンターストレイン、またはマイオファッシャル・リリース

斜頸 TORTICOLLIS

基礎

疾患・病態の説明

頚部筋の痙攣性萎縮に起因する頚部硬直であり、罹患筋は、主に脊髄副神経（第XI脳神経）により支配される筋である。

生理学と関連する体性機能障害

副交感神経

- 亢進：血管拡張と顎下腺における過度に増加する分泌
- 顔面神経（第VII脳神経）、舌咽神経（第IX脳神経）
  - ▶頭蓋の歪み
  - ▶後頭乳突縫合と環椎後頭関節の圧迫

交感神経

- 亢進：血管収縮と顎下腺のわずかな分泌
- T1-T5
  - ▶圧痛点
  - ▶横突起上の軟部組織構造の変化
  - ▶椎体の回旋

運動

- 胸鎖乳突筋：副神経（第XI脳神経）は、頚静脈孔と大後頭孔を通過する。
  - ▶圧痛点
  - ▶過緊張と運動制限

他の体性機能障害

- 頭蓋機能不全、特に後頭乳突縫合と後頭部圧迫
- リンパ節におけるリンパ鬱滞：耳介前リンパ節と耳介後リンパ節、顎下リンパ節、下顎リンパ節、鎖骨上リンパ節
- 頚部から胸骨にかけて前筋膜の制限と圧痛点
- 副神経が支配する僧帽筋の筋スパズム

治療

2分間治療

- 頚部 胸鎖乳突筋を意識した頚部領域の直接マイオファッシャル・ストレッチ

5分間治療

- 頭部 制限側の後頭乳突縫合におけるV字拡張
- 頭部 環椎後頭関節リリース

追加治療

- 頭部 環椎後頭関節：マッスルエナジー
- 頚部 マイオファッシャル・リリース、ファシリテイティッド・ポジショナル・リリース、マッスルエナジー、高速低振幅
- 頚部 前頚部：マイオファッシャル・リリース
- 胸部 第1-5胸椎：マイオファッシャル・リリース、マッスルエナジー、高速低振幅
- 上肢 鎖骨：カウンターストレイン、マイオファッシャル・リリース

吃逆（しゃっくり）　HICCUPS

基礎

疾患・病態の説明

横隔膜のスパズムでしゃっくりと呼ばれる。横隔膜を刺激する呼吸、胃腸、心臓における原因を探すこと。

生理学と関連する体性機能障害

副交感神経

該当なし。

交感神経

該当なし。

運動

- C3-C5（横隔膜を支配する横隔神経）
  - ▶圧痛点
  - ▶頚椎関節柱上にある軟部組織構造の変化
  - ▶椎体の回旋

他の体性機能障害

- 胸腹部：横隔膜
- 前斜角筋：圧痛点と過緊張
- 下部胸椎機能不全（横隔膜付着部）
- 上部腰椎機能不全（横隔膜付着部）
- 肋骨機能不全

治療

2分間治療

- 頚部 前斜角筋に対する抑制（横隔神経）
- 頚部 マイオファッシャル・リリース、ファシリテイティッド・ポジショナル・リリース、高速低振幅

5分間治療

- 頚部 斜角筋群：カウンターストレイン、またはマッスルエナジー
- 腹部 横隔膜ドーム

追加治療

- 胸部 マイオファッシャル・リリース、マッスルエナジー、または高速低振幅
- 腰部 マイオファッシャル・リリース、マッスルエナジー、または高速低振幅
- 肋骨 機能不全：マッスルエナジー

手根管症候群 CARPAL TUNNEL SYNDROME

基礎

疾患・病態の説明

手関節以遠の正中神経領域における感覚異常と筋力低下を伴う手と手関節の疼痛性末梢性神経障害。手根管を通過する正中神経の圧迫が原因。

生理学と関連する体性機能障害

副交感神経

該当なし。

交感神経

- 亢進：筋細動脈の拡張（コリン作動性およびβ2アドレナリン作動性）、筋細動脈の収縮（αアドレナリン作動性）
- T5-T7
  - ▶圧痛点
  - ▶横突起上の軟部組織構造の変化
  - ▶椎体の回旋

運動

- 正中神経（C5-T1）：手関節以遠にて支配する母指対立筋、短母指屈筋表層頭、2つの第1虫様筋。
- デルマトーム：手掌面、母指、示指、中指、環指（橈側）
  - ▶手根骨の偏位
  - ▶上肢遠位の腫脹

他の体性機能障害

- 屈筋支帯（横手根靭帯）制限
- 骨間筋膜の圧痛点と筋膜制限
- 手根骨：舟状骨と有頭骨の前方偏位

注意：頚椎神経根障害と胸郭出口症候群を除外すること

治療

2分間治療

- 上肢 屈筋支帯：マイオファッシャル・リリース

5分間治療

- 上肢 手根骨：マッスルエナジー、高速低振幅
- 胸部 高速低振幅

追加治療

- 頚部 C5-T1：ファシリテイティッド・ポジショナル・リリース、マイオファッシャル・リリース、高速低振幅
- 胸部 ファシリテイティッド・ポジショナル・リリース、マイオファッシャル・リリース、マッスルエナジー
- 上肢 骨間筋膜：カウンターストレイン、マイオファッシャル・リリース

消化性潰瘍

PEPTIC ULCER DISEASE

基礎

疾患・病態の説明

食道や胃、十二指腸にて潰瘍を生じさせる過酸症による障害。

生理学と関連する体性機能障害

副交感神経

- 亢進：酸の分泌増加と蠕動の増加
- 迷走神経
- 環椎後頭関節、環軸関節、C2
  - ▶圧痛点
  - ▶頚椎関節柱上にある軟部組織構造の変化
  - ▶椎体の回旋
- 後頭乳突縫合と環椎後頭関節の圧迫

交感神経

- 亢進：蠕動の減少と酸の分泌減少
- T5-T10
  - ▶圧痛点
  - ▶横突起上の軟部組織構造の変化
  - ▶椎体の回旋
- 腹腔

  筋膜における神経節制限

運動

- C3-C5（横隔膜を支配する横隔神経：胃周囲の炎症）
  - ▶圧痛点
  - ▶頚椎関節柱上にある軟部組織構造の変化
  - ▶椎体の回旋

他の体性機能障害

- 横隔膜（呼吸）：運動制限とすべての付着部における制限

治療

2分間治療

- 頭部 迷走神経：環椎後頭関節リリース
- 腹部と内臓 胃と食道に対するチャップマン反射

5分間治療

- 腹部 腹腔神経節：マイオファッシャル・リリース
- 胸部 マッスルエナジー

追加治療

- 頸部 マイオファッシャル・リリース、ファシリテイティッド・ポジショナル・リリース、または高速低振幅
- 胸部 マイオファッシャル・リリースまたは高速低振幅
- 肋骨 肋骨挙上
- 腹部 横隔膜ドーム

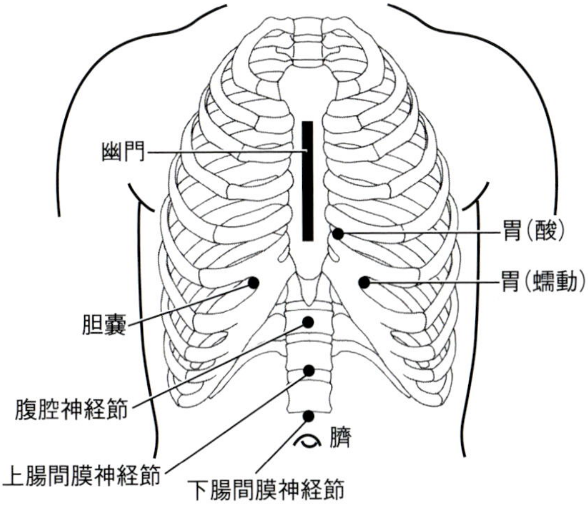

上腕骨上顆炎 EPICONDYLITIS

基礎

疾患・病態の説明

上腕骨内側上顆炎（ゴルフ肘）は、円回内筋とともに手や手関節の屈筋群の起始が有痛性に炎症する状態である。上腕骨外側上顆炎（テニス肘）は、回外筋とともに手や手関節の伸筋群の起始が有痛性に炎症する状態である。

生理学と関連する体性機能障害

副交感神経

該当なし。

交感神経

- 亢進：筋細動脈の拡張（コリン作動性および$\beta 2$アドレナリン作動性）、筋細動脈の収縮（αアドレナリン作動性）
- T1-T5
  - ▶圧痛点
  - ▶横突起上の軟部組織構造の変化
  - ▶椎体の回旋

運動

- 内側上顆
  - ▶正中神経：（C6-C7）円回内筋、（C8-T1）浅指屈筋、（C7-C8）長掌筋
  - ▶尺骨神経：（C7-T1）尺側手根屈筋
    - ・筋：圧痛点と過緊張
- 外側上顆
  - ▶橈骨神経：（C7-C8）短橈側手根屈筋、（C7-C8）総指伸筋、（C7-C8）小指伸筋、（C6-C7）回外筋
    - ・筋：圧痛点と過緊張

他の体性機能障害

- 前腕骨間膜と筋膜制限
- 肘関節：体性機能不全

治療ー内側上顆

2分間治療

- 上肢 前腕骨間膜と前腕屈筋群：マイオファッシャル・リリース

5分間治療

- 上肢 肘関節及び前腕の回内機能不全、尺骨機能不全：マッスルエナジー、高速低振幅
- 頚部 ファシリテイティッド・ポジショナル・リリース、マイオファッシャル・リリース、高速低振幅

追加治療

- 胸部 マッスルエナジー、ファシリテイティッド・ポジショナル・リリース、マイオファッシャル・リリース、高速低振幅
- 上肢 前腕の圧痛点に対するカウンターストレイン

治療ー外側上顆炎

2分間治療

- 上肢 前腕骨間膜と前腕伸筋群：マイオファッシャル・リリース

5分間治療

- 上肢 肘関節および前腕の回外機能不全、橈骨頭部機能不全：マッスルエナジー、高速低振幅
- 頚部 ファシリテイティッド・ポジショナル・リリース、マイオファッシャル・リリース、高速低振幅

追加治療

- 胸部 マッスルエナジー、ファシリテイティッド・ポジショナル・リリース、マイオファッシャル・リリース、高速低振幅
- 上肢 前腕の圧痛点に対するカウンターストレイン

頭痛 HEADACHE

基礎

疾患・病態の説明

目または頸部後方を含む、頭蓋に局所化される頭部の痛み。

生理学と関連する体性機能障害

副交感神経

- 亢進：瞳孔が収縮し、鼻腺・涙腺・顎下腺の分泌が増加する
- 顔面神経(第Ⅶ脳神経)、舌咽神経(第Ⅸ脳神経)▶頭蓋機能不全
- 迷走神経
  - ▶環椎後頭関節、環軸関節、C2
    - ・圧痛点
    - ・頚椎関節柱上にある軟部組織構造の変化
    - ・椎体の回旋
  - ▶後頭乳突縫合と環椎後頭関節の圧迫

交感神経

- 亢進：血管収縮、鼻腺・涙腺・顎下腺の分泌減少、骨格筋の血流増加
- T1-T5
  - ▶圧痛点
  - ▶横突起上の軟部組織構造の変化
  - ▶椎体の回旋

運動

- C2-C8(肩甲挙筋、斜角筋：不安やストレスを伴う炎症)
  - ▶圧痛点
  - ▶頚椎関節柱上にある軟部組織構造の変化
  - ▶椎体の回旋

他の体性機能障害

- 肩甲挙筋：過緊張
- 胸鎖乳突筋：過緊張
- 環椎後頭関節機能不全
- 頚部：機能不全
- 側頭下顎関節機能不全：内側翼突筋・顎二腹筋後腹・舌筋の筋膜制限

治療

2分間治療

- 頭部 迷走神経：環椎後頭関節リリース
- 頚部 ファシリテイティッド・ポジショナル・リリース

5分間治療

- 頚部 マイオファッシャル・リリース、マッスルエナジー、高速低振幅
- 胸部 座位でのマッスルエナジー

追加治療

- 頭部 頭蓋リズムの低下：第4脳室把持
- 頭部 側頭下顎関節：内側翼突筋と顎二腹筋後腹に対する直接抑制
- 頚部 前頚部：マイオファッシャル・リリース
- 胸部 マイオファッシャル・リリース、高速低振幅
- 頭部 神経筋構造の進行性抑制手技
- 頚部 神経筋構造の進行性抑制手技
- 腹部と内臓 (副鼻腔炎や中耳炎など) 頭部の症状に対するチャップマン反射

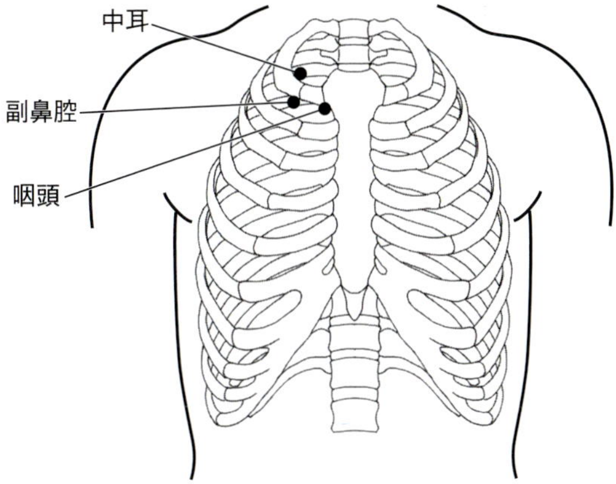

性交困難症 DYSPAREUNIA

基礎

疾患・病態の説明

性交時の骨盤痛。一般に、身体症状はストレス反応、不安または他の気分障害を伴う。外傷、出産、手術では、体性機能不全が疑われるべきである。婦人科疾患（子宮内膜症など）と胃腸疾患（過敏性腸症候群や炎症性腸疾患）が共存する。

生理学と関連する体性機能障害

副交感神経

- 亢進：血管拡張
- 骨盤内臓神経（S4）
  - ▶仙骨機能不全
  - ▶仙骨運動減少
  - ▶仙腸関節痛

交感神経

- 亢進：血管収縮
- T10-L2
  - ▶圧痛点
  - ▶横突起上の軟部組織構造の変化
  - ▶椎体の回旋
- 上腸間膜神経節▶筋膜制限
- 下腸間膜神経節▶筋膜制限

運動

- 骨盤底筋
- 陰部神経（S2-S4）
  - ▶圧痛点
  - ▶組織変化
  - ▶仙骨機能不全

他の体性機能障害

- 骨盤：横隔膜機能不全
- 寛骨機能不全
- 横隔膜（呼吸）：運動制限とすべての付着部での制限

- 腹部：下腸間膜神経節を含む体性機能不全

治療

2分間治療

- 腰部 機能不全：マッスルエナジー
- 寛骨 機能不全：マッスルエナジー
- 仙骨 機能不全：マッスルエナジー

5分間治療

- 胸腰部 横隔膜ドーム
- 寛骨 坐骨直腸窩：マイオファッシャル・リリース

追加治療

- 仙骨 仙骨ロック
- 胸部 マッスルエナジー、マイオファッシャル・リリース、高速低振幅
- 腰部 マッスルエナジー、マイオファッシャル・リリース、高速低振幅
- 頭部
  - ・頭蓋ストレインパターン（仙骨に対応する）
  - ・ヴォールトフォールド
  - ・第4脳室把持
- 腹部 神経節制限：マイオファッシャル・リリース
- 腹部と内臓 胃腸または骨盤臓器で見つかればチャップマン反射

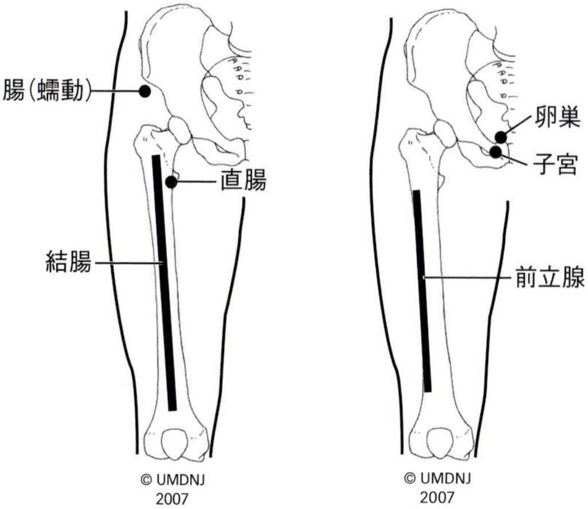

線維筋痛症　FIBROMYALGIA

基礎

疾患・病態の説明

病因が不明である慢性的に広範囲に生じる疼痛症候群。特異的な18カ所のうち11カ所以上の部位に圧痛点が存在する。複数の体性機能不全が線維筋痛症と誤診されている可能性がある。

生理学と関連する体性機能障害

副交感神経

- 亢進：頻脈、増加した酸の分泌、嘔気、嘔吐、下痢
- 迷走神経（第X脳神経）
  - ▶環椎後頭関節、環軸関節、C2
    - ・圧痛点
    - ・頚椎関節柱上にある軟部組織構造の変化
    - ・椎体の回旋
  - ▶後頭乳突縫合と環椎後頭関節の圧迫

交感神経

- 亢進：頻脈、便秘、胃酸感受性増加
- T1-T4またはT5-L2
  - ▶圧痛点
  - ▶横突起上の軟部組織構造の変化
  - ▶椎体の回旋
- 腹腔神経節▶筋膜制限
- 上腸間膜神経節▶筋膜制限
- 下腸間膜神経節▶筋膜制限

運動

- C2-C8（肩甲挙筋、斜角筋：不安やストレスを伴う炎症）
  - ▶圧痛点
  - ▶頚椎関節柱上にある軟部組織構造の変化
  - ▶椎体の回旋

他の体性機能障害

- 診断に用いられる圧痛点は以下の通り
  ＊訳注：必要に応じて米国リウマチ学会の診断基準を確認すること
  ▶後頭骨下筋の付着部
  ▶C5-C7の横突間隙の前面
  ▶僧帽筋上縁の中間点
  ▶肩甲棘の上で内側縁に近い棘上筋の起始
  ▶第2肋骨の肋骨肋軟骨接合部の外側
  ▶外側上顆から遠位2cm
  ▶殿部の上外側部にある筋の前方
  ▶大腿骨大転子部の後方
  ▶膝関節近位の内側脂肪体
- 第1・2肋骨の吸気機能不全
- 頭蓋機能不全

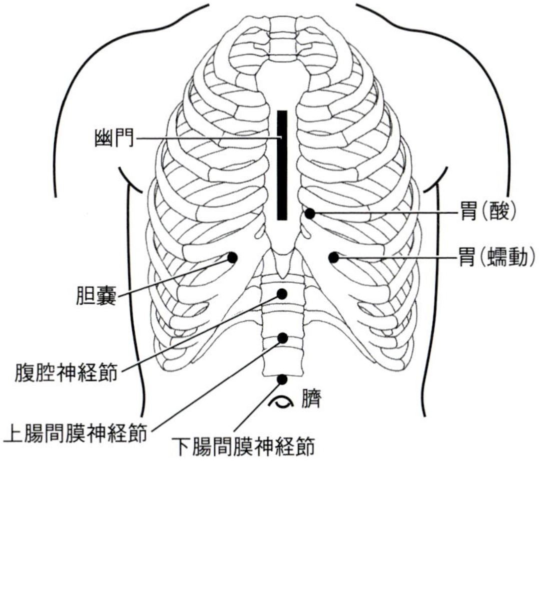

治療

2分間治療

- 頭部 環椎後頭関節リリース

5分間治療

- 頭部 前頭骨リフト
- 頚部 ファシリテイティッド・ポジショナル・リリース
- 肋骨 第1・2肋骨の吸気機能不全に対するファシリテイティッド・ポジショナル・リリース

追加治療

- 頚部 マイオファッシャル・リリース、マッスルエナジー、高速低振幅
- 胸部 マイオファッシャル・リリース、マッスルエナジー、高速低振幅
- 腰部 マイオファッシャル・リリース、マッスルエナジー、高速低振幅
- 頭部 頭蓋ストレインパターン
  - ・ヴォールトフォールド
  - ・第4脳室把持
- 頭部・頚部 頭部や頚部における痛みに対する神経筋構造の進行性抑制手技
- 腹部と内臓 腸脛靭帯に対するチャップマン反射
- 腹部と内臓 神経節制限：マイオファッシャル・リリース

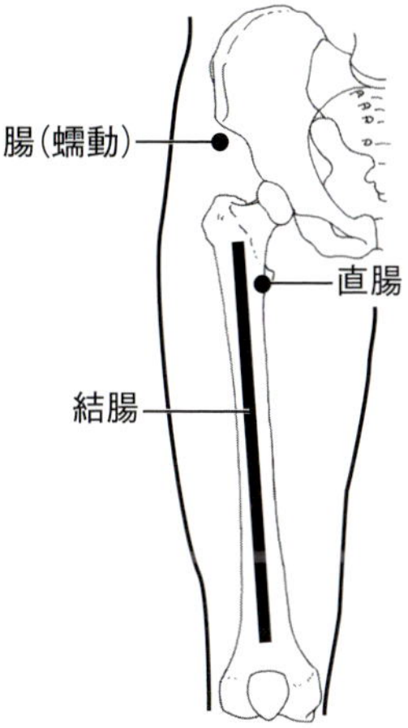
腸（蠕動）
直腸
結腸
© UMDNJ
2007

喘息 ASTHMA

基礎

疾患・病態の説明

中等度～重度の気流閉塞により特徴付けられる気管気管支樹の機能障害。

生理学と関連する体性機能障害

副交感神経

- 亢進：分泌量の増加と細気管支の相対的狭窄
- 迷走神経
  - ▶環椎後頭関節、環軸関節、C2
    - ・圧痛点
    - ・頚椎関節柱上にある軟部組織構造の変化
    - ・椎体の回旋
  - ▶後頭乳突縫合と環椎後頭関節の圧迫

交感神経

- 亢進：分泌量の低下と細気管支の拡張
- T2-T7
  - ▶圧痛点
  - ▶横突起上の軟部組織構造の変化
  - ▶椎体の回旋

運動

- C3-C5（横隔膜を支配する横隔神経：肺の偏位とオーバーユースによる機能障害）
- 圧痛点
- 頚椎関節柱上にある軟部組織構造の変化
- 椎体の回旋

他の体性機能障害

- 頭蓋伸展機能不全
- 斜角筋群▶圧痛点と筋緊張亢進
- 胸鎖乳突筋▶圧痛点と筋緊張亢進
- 吸気あるいは呼気▶肋骨機能不全
- 平担化した横隔膜
- 胸腰椎機能不全（横隔膜の付着部）

治療

2分間治療

- 胸部 座位でのマッスルエナジー
- 腹部とその他内臓 肺に対するチャップマン反射

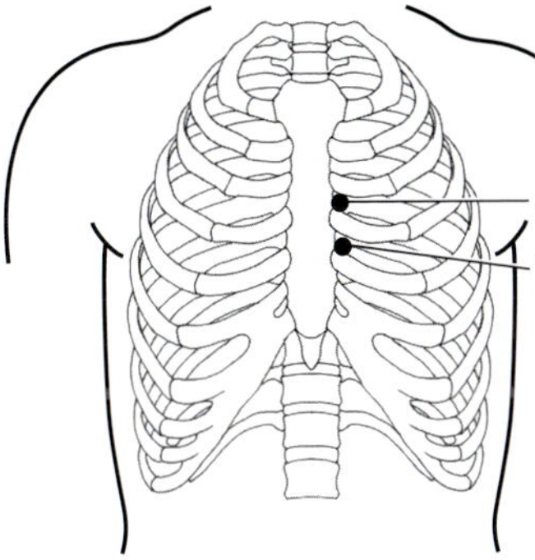

5分間治療

- 上肢 小胸筋：カウンターストレイン、マイオファッシャル・リリースと胸筋牽引(リンパ手技)
- 胸部 高速低振幅

追加治療

- 頭部 頭蓋リズムの低下：第4脳室把持
- 頭部 迷走神経：環椎後頭関節リリース
- 頭部 蝶口蓋神経節刺激
- 頚部 C2、C3-C5:マイオファッシャル・リリース、あるいはファシリテイティッド・ポジショナル・リリース、高速低振幅
- 頚部 斜角筋群：カウンターストレイン、あるいはマッスルエナジー
- 胸部 マイオファッシャル・リリース
- 肋骨 機能不全：マッスルエナジー、肋骨挙上
- 腹部
  - ・横隔膜ドーム
  - ・胸腰移行部：マッスルエナジー、あるいはマイオファッシャル・リリース、高速低振幅

疝痛《せんつう》 COLIC

基礎

疾患・病態の説明

簡単に回復しない腹部の症状があり、寝つきが悪く、食の細い敏感な子供たちに多い。腹部には、過度にガスが多く、他に胃不快などの症状を呈する。除外診断が行われる必要がある。

生理学と関連する体性機能障害

副交感神経

- 亢進：分泌物の薄まりと細気管支の相対的狭窄、蠕動の増加
- 顔面神経（第Ⅶ脳神経）
- 迷走神経
  - ▶環椎後頭関節、環軸関節、C2
    - ・圧痛点
    - ・頚椎関節柱上にある軟部組織構造の変化
    - ・椎体の回旋
  - ▶後頭乳突縫合と環椎後頭関節の圧迫

交感神経

- 亢進：分泌物の濃化、細気管支拡張、蠕動の減少
- T1-L2
  - ▶圧痛点
  - ▶横突起上の軟部組織構造の変化
  - ▶椎体の回旋
- 腹腔・上腸間膜・下腸間膜神経節の制限

他の体性機能障害

- 胸腰部：機能不全
- 横隔膜（呼吸）：すべての付着部における機能不全
- 頭蓋：機能不全
- 後頭顆の圧迫

治療

2分間治療

- 胸腰部 マイオファッシャル・リリース
- 頭部 環椎後頭関節の圧迫

5分間治療

- 腹部 横隔膜ドーム
- 仙骨 仙骨リリース

追加治療

- 頚部 マイオファッシャル・リリース
- 腹部 神経節制限：マイオファッシャル・リリース
- 頭部 頭蓋機能不全
  - ・第4脳室把持
  - ・ヴォールトフォールド
- 頭部 後頭顆の減圧

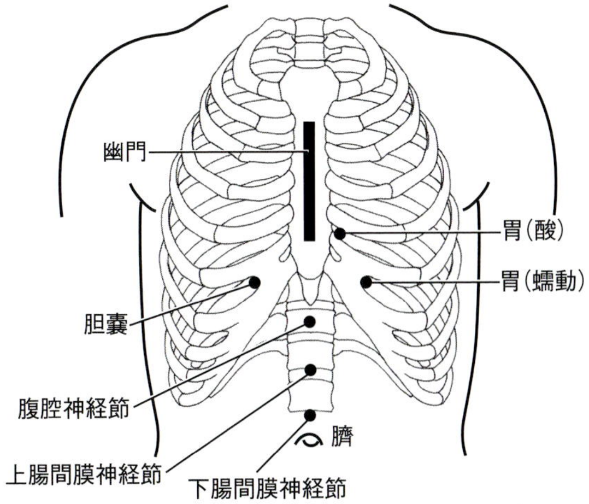

足関節捻挫 ANKLE SPRAIN

基礎

疾患・病態の説明

足関節の非生理学的伸張や捻りにより生じる靭帯や他の軟部組織の損傷。

生理学と関連する体性機能障害

副交感神経

該当なし。

交感神経

- 亢進：筋細動脈の拡張（コリン作動性およびβ2アドレナリン作動性）、筋細動脈の収縮（αアドレナリン作動性）
- T10-L2
  - ▶圧痛点
  - ▶横突起上の軟部組織構造の変化
  - ▶椎骨の回旋

運動

- L4-S2（総腓骨神経）
  - ▶腓骨頭後方の体性機能障害によるインピンジメント
- 次のいずれかに圧痛や浮腫
  - ▶足関節外側（内反捻挫）：L4-S2 浅腓骨神経
    - ・長腓骨筋とその腱
    - ・短腓骨筋とその腱
  - ▶足関節内側（外反捻挫）：L4-S3 脛骨神経
    - ・長母趾屈筋とその腱
    - ・長趾屈筋とその腱
    - ・後脛骨筋とその腱
  - ▶足関節後側（L4-S3）：脛骨神経
    - ・ヒラメ筋とその腱
    - ・腓腹筋とその腱

他の体性機能障害

- 扁平足（立方骨、舟状骨、楔状骨および中足骨近位の下方偏位）
- （足関節内反捻挫に伴う）腓骨頭の後下方偏位
- 距骨に対する脛骨の前方偏位

治療

2分間治療

- 下肢 関連する筋や腱の圧痛点に対するカウンターストレイン

5分間治療

- 下肢 関連する筋群に対する直接的マイオファッシャル・リリースによる伸張
- 下肢 足関節浮腫に対するリンパ手技
- 下肢 腓骨頭後方：カウンターストレイン、マッスルエナジー、高速低振幅

追加治療

- 下肢 距骨に対する脛骨前方偏位（関節手技）
- 下肢 扁平足に対するカウンターストレイン、高速低振幅

側頭下顎関節機能不全 TEMPOROMANDIBULAR JOINT DYSFUNCTION

基礎

疾患・病態の説明

側頭下顎関節の機能不全、または側頭下顎関節が動かされるときにしばしば生じる軋轢音により特徴づけられる咀嚼筋の痙攣があり、側頭下顎関節痛、顔面痛、頭痛、耳痛または頚部痛が随伴することがある。

生理学と関連する体性機能障害

副交感神経

- 亢進：血管拡張と顎下腺における過度に増加する分泌
- 顔面神経（第Ⅶ脳神経）
- 舌咽神経（第Ⅸ脳神経）
  - ▸頭蓋の歪み
  - ▸後頭乳突縫合と環椎後頭関節の圧迫

交感神経

- 亢進：血管収縮と顎下腺のわずかな分泌
- T1-T5
  - ▸圧痛点
  - ▸横突起上の軟部組織構造の変化
  - ▸椎体の回旋

運動

- オトガイ舌筋▸舌下神経（第Ⅻ脳神経）・C1オトガイ舌骨筋枝
- 顎舌骨筋・顎二腹筋・内側翼突筋▸三叉神経（下顎神経〔第Ⅴ脳神経〕）
  - ▸圧痛点
  - ▸過緊張と可動域制限

他の体性機能障害

- 耳管：機能不全
- 頭蓋：機能不全
- リンパ節におけるリンパ鬱滞：耳介前リンパ節と耳介後リンパ節、顎下リンパ節、下顎リンパ節、鎖骨上リンパ節
- 頚部から胸骨にかけて前筋膜の制限と圧痛点

治療

2分間治療

- 頭部 内側翼突筋・オトガイ舌筋・顎二腹筋の直接抑制

5分間治療

- 頭部 下顎：マッスルエナジー
- 頭部 下顎：軽いマッサージ
- 頚部 マイオファッシャル・リリース、ファシリテイティッド・ポジショナル・リリース、高速低振幅

追加治療

- 頭部 マンシーテクニック
- 頭部 耳介ドレナージ
- 頭部 環椎後頭関節リリース
- 頚部 前頚部：マイオファッシャル・リリース
- 腹部 胸骨：カウンターストレイン、マイオファッシャル・リリース
- 胸部 マッスルエナジー、マイオファッシャル・リリース、高速低振幅
- 腹部 腹部内臓体性：耳や副鼻腔に対するチャップマン反射

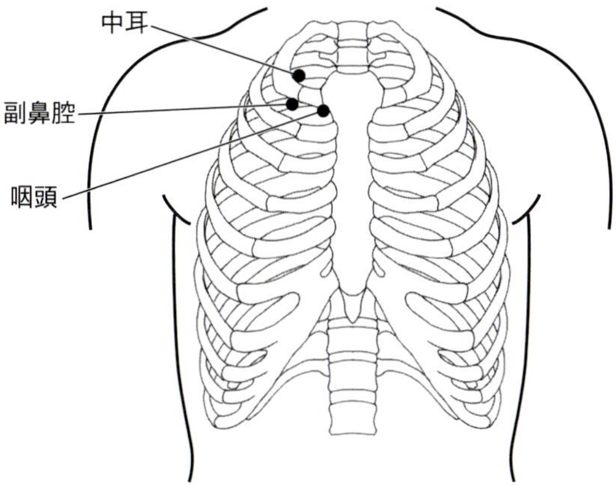

側弯症 SCOLIOSIS

基礎

疾患・病態の説明

脊柱の病理学的あるいは機能的な側方の弯曲。

生理学と関連する体性機能障害

副交感神経

該当なし。

交感神経

傍脊椎交感神経幹神経節の外側カーブ、または肋骨頭部の解剖学的接近により肋骨運動の相対的変化が起こり、その影響を受ける。側弯症が生じる脊椎の分節は症例により異なる。

運動

外側カーブに依存する。回旋側弯は、フライエットのタイプI型体性機能不全に類似する。

他の体性機能障害

- 骨盤：側方シフト
- 明確な下肢長差
- 仙骨：後傾は機能的な側弯の原因となる（フライエットのタイプI型代償性体性機能不全）
- フライエットのタイプII型体性機能不全は代償性回旋側弯となる（フライエットのタイプI型体性機能不全）。

治療

注意：腸骨と仙骨の少なくとも一方の高さが異なるときやオステオパシーの治療により一方の下肢が短く見えるときには、解剖学的下肢長差を確かめること。凹側の筋をストレッチすることと姿勢体操を考慮すべきである。

- 過緊張筋のストレッチ
- 姿勢再教育後、低緊張筋に対する筋力強化（前面の筋、特に大胸筋や腸腰筋は過緊張であることが多い）
- 下部僧帽筋と胸腰筋膜を覆う筋の再教育と筋力強化

2分間治療

- 寛骨 マッスルエナジー
- 仙骨 マッスルエナジー

5分間治療

- 胸部 マッスルエナジー
- 腰部 マッスルエナジー

追加治療

- 胸部 マイオファッシャル・リリース、高速低振幅
- 腰部 マイオファッシャル・リリース、高速低振幅
- 下肢 マイオファッシャル・リリース、カウンターストレイン、またはマッスルエナジー

胆嚢炎 CHOLECYSTITIS

基礎

疾患・病態の説明

胆嚢の炎症。

生理学と関連する体性機能障害

副交感神経

- 筋緊張亢進：胆嚢と胆道の収縮
- 迷走神経
  - ▶環椎後頭関節、環軸関節、C2
    - ・圧痛点
    - ・頚椎関節柱上にある軟部組織構造の変化
    - ・椎体の回旋
  - ▶後頭乳突縫合と環椎後頭関節の圧迫

交感神経

- 筋緊張亢進：胆嚢と胆道の弛緩
- T5-T9
  - ▶圧痛点
  - ▶横突起上の軟部組織構造の変化
  - ▶椎体の回旋
- 腹腔神経節制限

運動

- C3-C5（横隔膜を支配する横隔神経：横隔膜過敏による機能不全）
  - ▶圧痛点
  - ▶頚椎関節柱上の組織変化
  - ▶椎体の回旋

他の体性機能障害

- 横隔膜：すべての付着点における粗大運動の制限
- 中位および下位肋骨：体幹装具による機能不全
- 腹腔神経節制限
- 左リンパ本管（胸管）筋膜制限
- 乳び槽の筋膜制限

治療

2分間治療

- 胸部 座位でのマッスルエナジー

5分間治療

- 肋骨 機能不全：マッスルエナジー
- 腹部 腹腔神経節：マイオファッシャル・リリース
- 肋骨 肋骨挙上

追加治療

- 頭部 迷走神経：環椎後頭関節リリース
- 頸部 C2、C3-C5:マイオファッシャル・リリース、ファシリテイティッド・ポジショナル・リリース、高速低振幅
- 胸部 T5-T9：マイオファッシャル・リリース、高速低振幅
- 腹部 乳び槽と胸管（リンパ）
- 腹部 横隔膜付着部（肋骨、T12 ／ L1、剣状突起）：マイオファッシャル・リリース
- 腹部 横隔膜ドーム
- 腹部 肝臓ポンプ
- 腹部と内臓 胆嚢と肝臓に対するチャップマン反射

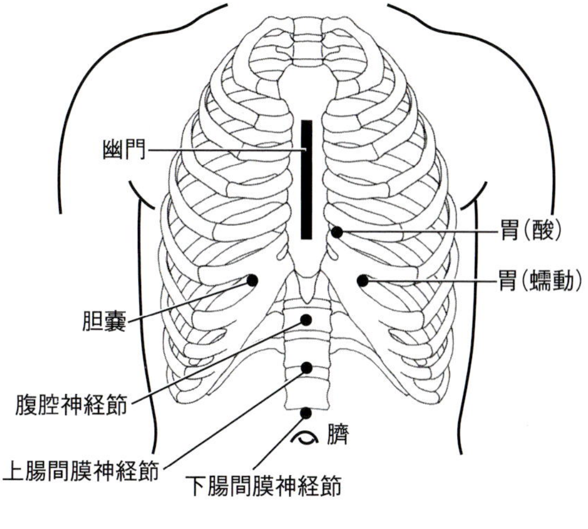

た
CHOLECYSTITIS
たんのうえん

中耳炎 OTITIS MEDIA

基礎

疾患・病態の説明

中耳(通常ウィルス性、または細菌性感染症と関連した)の炎症。

生理学と関連する体性機能障害

副交感神経

- 亢進:鼻腺、涙腺、顎下腺における過度に増加する分泌
- 顔面神経(第Ⅶ脳神経)▶頭蓋機能不全

交感神経

- 亢進:血管収縮と鼻腺、涙腺と顎下腺のわずかな分泌
- T1-T5
  - ▶圧痛点
  - ▶横突起上の軟部組織構造の変化
  - ▶椎体の回旋

運動

- 口蓋帆張筋:下顎神経(第Ⅴ脳神経)
- 鼓膜張筋:下顎神経(第Ⅴ脳神経)の内側翼突筋枝
- 口蓋帆挙筋:第Ⅹ脳神経
- 耳管咽頭筋:第Ⅹ脳神経
  - ▶環椎後頭関節、環軸関節、C2
    - ・圧痛点
    - ・頚椎関節柱上にある軟部組織構造の変化
    - ・椎体の回旋
  - ▶後頭乳突縫合と環椎後頭関節の圧迫

他の体性機能障害

- 耳管機能不全
- 顎二腹筋:圧痛点と過緊張
- 頭蓋機能不全
- リンパ節におけるリンパ鬱滞:耳介前リンパ節と耳介後リンパ節、顎下リンパ節、下顎リンパ節、鎖骨上リンパ節

治療

2分間治療

- 頭部 マンシーテクニック
- 頭部 耳介ドレナージ

5分間治療

- 頭部 眼窩上および眼窩下に対する軽いマッサージ
- 頭部 翼口蓋神経節刺激
- 頚部 マイオファッシャル・リリース、ファシリテイティッド・ポジショナル・リリース、高速低振幅

追加治療

- 頭部 ナジオンギャップ
- 頭部 ガルブレステクニック（下顎ドレナージ）
- 頭部 頭蓋リズムの低下：第4脳室把持
- 頭部 顎二腹筋：カウンターストレイン、またはマイオファッシャル・リリース
- 頭部 迷走神経：環椎後頭関節リリース
- 腹部と内臓 耳や副鼻腔に対するチャップマン反射

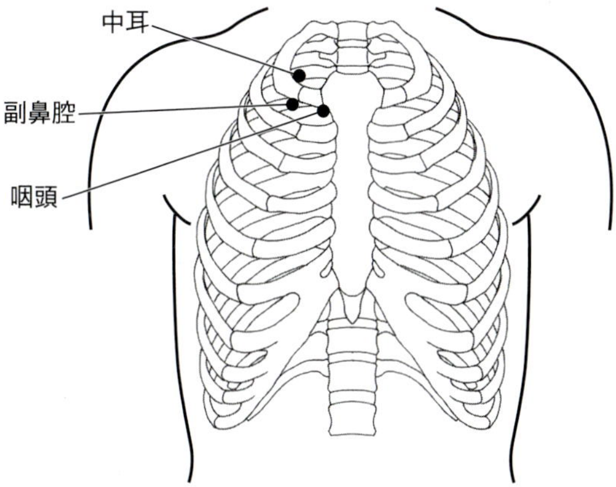

た

ちゅうじえん OTITIS MEDIA

デュピュイトラン拘縮 DUPUYTREN CONTRACTURE

基礎

疾患・病態の説明

手指の無痛性屈曲拘縮で、手掌における触診や可視できる手根屈筋群の腱鞘炎と短縮による。

生理学と関連する体性機能障害

副交感神経

該当なし。

交感神経

- 亢進：筋細動脈の拡張（コリン作動性および$\beta 2$アドレナリン作動性）、筋細動脈の収縮（αアドレナリン作動性）
- T5-T7
  - ▶圧痛点
  - ▶横突起上の軟部組織構造の変化
  - ▶椎体の回旋

運動

- 正中神経（C8-T1）：浅指屈筋
- 正中神経（C7-C8）：深指屈筋（示指と中指）
- 尺骨神経（C7-T1）：深指屈筋（環指と小指）

他の体性機能障害

- 屈筋支帯（横手根靭帯）
- 手根骨
- 前腕の骨間膜：筋膜制限と筋の過緊張
- 肘体性機能不全（内側上顆炎など）

治療

2分間治療

- 頭部 手掌の腱や前腕の骨間膜と屈筋群：マイオファッシャル・リリース

5分間治療

- 上肢 屈筋支帯：マイオファッシャル・リリース
- 胸部 マッスルエナジー

追加治療

- 頸部 C7-C8：ファシリテイティッド・ポジショナル・リリース、マイオファッシャル・リリース、高速低振幅
- 胸部 ファシリテイティッド・ポジショナル・リリース、マイオファッシャル・リリース、高速低振幅
- 上肢 手根骨：カウンターストレイン、マッスルエナジー、高速低振幅
- 上肢 手掌・肘・前腕：カウンターストレイン、マッスルエナジー、または高速低振幅

内耳炎 LABYRINTHITIS

基礎

疾患・病態の説明

しばしば回転性めまいや浮動性めまい、耳鳴りの症状を呈する前庭迷路の炎症。

生理学と関連する体性機能障害

副交感神経

該当なし。

交感神経

- T1-T4
  - ▶圧痛点
  - ▶横突起上の軟部組織構造の変化
  - ▶椎体の回旋

運動

- 胸鎖乳突筋への副神経(第XI脳神経)
- 側頭筋への三叉神経(下顎神経(第V脳神経)
  - ▶圧痛点
  - ▶側頭骨:頭蓋機能不全

他の体性機能障害

- 耳管機能不全
- 内側翼突筋:トリガーポイント
- 咬筋:トリガーポイント
- 胸鎖乳突筋鎖骨頭:トリガーポイント
- 頭蓋機能不全、特に頭蓋の捻転や側屈
- リンパ節におけるリンパ鬱滞:耳介前リンパ節と耳介後リンパ節、顎下リンパ節、下顎リンパ節、鎖骨上リンパ節

治療

2分間治療

- 頭部 マンシーテクニック
- 頭部 耳介ドレナージ

5分間治療

- 頭部 迷走神経：環椎後頭関節リリース
- 頭部 翼口蓋神経節刺激

追加治療

- 頭部 頭蓋リズムの低下：第４脳室把持
- 頭部 迷走神経：環椎後頭関節リリース
- 頭部 翼口蓋神経節刺激
- 頸部 マイオファッシャル・リリース、ファシリテイティッド・ポジショナル・リリース、高速低振幅
- 頭部 顎二腹筋後腹：カウンターストレイン、または直接抑制
- 腹部と内臓 耳に対するチャップマン反射

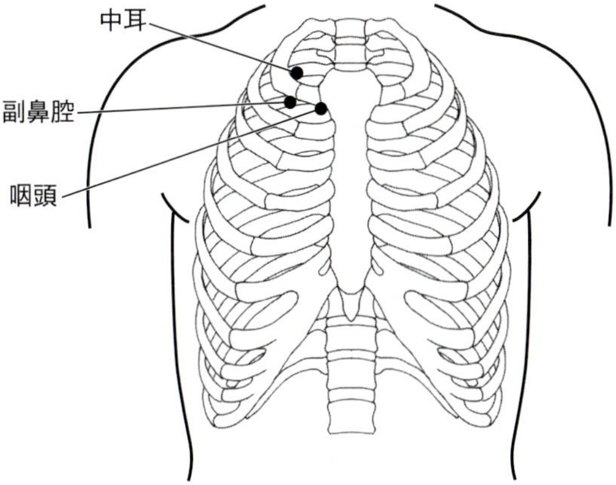

尿路感染症 URINARY TRACT INFECTION

基礎

疾患・病態の説明

腎臓から尿管、そして膀胱から尿道における感染。

生理学と関連する体性機能障害

副交感神経

- 亢進：通常の尿管蠕動、膀胱収縮（排尿筋）、膀胱括約筋弛緩
- 迷走神経
  - ▶環椎後頭関節、環軸関節、C2
    - ・圧痛点
    - ・頚椎関節柱上にある軟部組織構造の変化
    - ・椎体の回旋
  - ▶後頭乳突縫合と環椎後頭関節の圧迫
- 骨盤内臓神経
- S2-S4
  - ▶仙骨捻転
  - ▶仙骨運動減少
  - ▶仙腸関節痛

交感神経

- 亢進：尿管痙攣、膀胱（排尿筋）弛緩、膀胱括約筋収縮
- T10-L2
  - ▶圧痛点
  - ▶横突起上の軟部組織構造の変化
  - ▶椎体の回旋
- 上腸間膜神経節▶筋膜制限
- 下腸間膜神経節▶筋膜制限

他の体性機能障害

- 坐骨直腸窩の制限
- 肛門挙筋（恥骨直腸筋、恥骨尾骨筋、腸骨尾骨筋）の制限と圧痛点
- 寛骨機能不全
- 腰筋の制限と圧痛点
- 梨状筋の制限と圧痛点

治療

2分間治療

- 仙骨 仙骨底抑制
- 頭部 環椎後頭関節リリース

5分間治療

- 下肢 腰筋：カウンターストレイン
- 寛骨 機能不全：マッスルエナジー

追加治療

- 下肢 梨状筋：カウンターストレイン、マッスルエナジー
- 寛骨 坐骨直腸窩：マイオファッシャル・リリース
- 頸部 マイオファッシャル・リリース、ファシリテイティッド・ポジショナル・リリース、高速低振幅
- 胸部 マッスルエナジー、マイオファッシャル・リリース、高速低振幅
- 腰部 マッスルエナジー、マイオファッシャル・リリース、高速低振幅
- 下肢 ペダルポンプ
- 腹部 神経節制限：マイオファッシャル・リリース
- 仙骨 仙骨底抑制
- 仙骨 仙骨ロック
- 腹部と内臓 腎臓、尿管、膀胱に対するチャップマン反射

妊娠 PREGNANCY

基礎

疾患・病態の説明

受胎からと出産までの期間。

生理学と関連する体性機能障害

副交感神経

- 亢進：子宮体弛緩、子宮頚収縮
- 骨盤内臓神経
- S2-S4
  - ▶仙骨捻転
  - ▶仙骨運動減少
  - ▶仙腸関節痛

交感神経

- 亢進：子宮体収縮、子宮頚弛緩
- T12-L2
  - ▶圧痛点
  - ▶横突起上の軟部組織構造の変化
  - ▶椎体の回旋

運動

- 腰筋（L1-L4）
- 梨状筋（S1-S2）
- 腰方形筋の肋下神経（L1-L4）
  - ▶圧痛点
  - ▶横突起上の軟部組織構造の変化
  - ▶椎体の回旋

他の体性機能障害

- 寛骨機能不全
- 恥骨剪断
- 坐骨直腸窩の制限と鬱血
- 胸郭出口症候群
- 従属性水腫（特に下肢）
- 腰椎前弯の増加

- 胸椎後弯の増加
- 横隔膜制限

治療

2分間治療

- 仙骨 仙骨底抑制
- 頭部 環椎後頭関節リリース

5分間治療

- 寛骨 機能不全：マッスルエナジー
- 仙骨 捻転：マッスルエナジー

追加治療

- 寛骨 恥骨剪断：マッスルエナジー
- 下肢 腰筋：カウンターストレイン
- 下肢 梨状筋：カウンターストレイン、マッスルエナジー
- 寛骨 坐骨直腸窩：マイオファッシャル・リリース
- 頚部 マイオファッシャル・リリース、ファシリテイティッド・ポジショナル・リリース、高速低振幅
- 胸郭出口症候群 (p.038の治療)
- 胸部 マッスルエナジー、マイオファッシャル・リリース、高速低振幅
- 腰部 マッスルエナジー、マイオファッシャル・リリース、高速低振幅
- 下肢 ペダルポンプ
- 腹部 横隔膜ドーム
- 胸部 胸管：リンパ手技
- 下肢 穏やかでゆっくりとした軽擦法または揉捻法
- 頭部 頭蓋ストレインパターン(仙骨に対応する)
  - ・ヴォールトフォールド
  - ・第4脳室把持
- 仙骨 仙骨ロック
- 腹部と内臓 卵巣と子宮に対するチャップマン反射

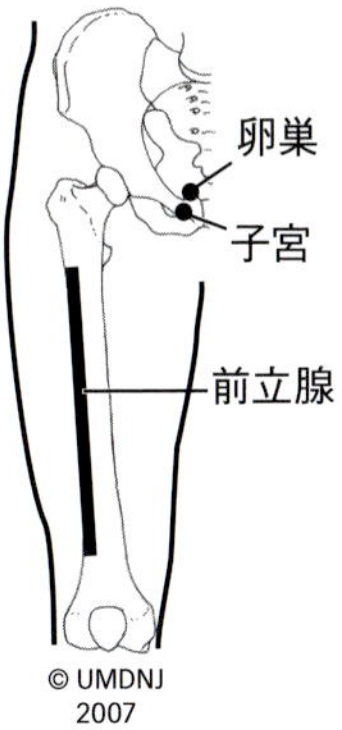

脳震盪後症候群 POSTCONCUSSIVE SYNDROME

基礎

疾患・病態の説明

耳鳴り、めまい、頭痛、嘔気、嘔吐、抑うつと認知障害を含むが、これに限定されるものではない徴候を伴う脳損傷の穏やかな型。

生理学と関連する体性機能障害

副交感神経

- 亢進：瞳孔が収縮し、鼻腺・涙腺・顎下腺の分泌が増加する
- 顔面神経（第Ⅴ脳神経）、舌咽神経（第Ⅸ脳神経）▶頭蓋機能不全
- 迷走神経
  - ▶環椎後頭関節、環軸関節、C2
    - ・圧痛点
    - ・頚椎関節柱上にある軟部組織構造の変化
    - ・椎体の回旋
  - ▶後頭乳突縫合と環椎後頭関節の圧迫

交感神経

- 亢進：血管収縮と鼻腺、涙腺と顎下腺のわずかな分泌、骨格筋への血流増加
- T1-T5
  - ▶圧痛点
  - ▶横突起上の軟部組織構造の変化
  - ▶椎体の回旋

運動

- C1-C8、副神経（第Ⅺ脳神経）：肩甲挙筋、頭長筋、頚長筋、斜角筋群、板状筋、胸鎖乳突筋、頭直筋
  - ▶圧痛点
  - ▶頚椎関節柱上にある軟部組織構造の変化
  - ▶椎体の回旋

他の体性機能障害

- 斜角筋：過緊張
- 肩甲挙筋：過緊張
- 胸鎖乳突筋：過緊張
- 環椎後頭関節：機能不全
- 頚部：機能不全
- 側頭下顎関節の機能不全:内側翼突筋、顎二腹筋後腹、舌筋、舌骨筋、筋膜制限

治療

2分間治療

- 頭部 迷走神経：環椎後頭関節リリース
- 頚部 ファシリテイティッド・ポジショナル・リリース

5分間治療

- 頭部 頭蓋リズムの低下：第4脳室把持

追加治療

- 頚部 マイオファッシャル・リリース、マッスルエナジー、高速低振幅
- 胸部 マイオファッシャル・リリース　高速低振幅
- 頭部 側頭下顎関節：内側翼突筋、オトガイ舌筋、または顎二腹筋後腹への直接抑制
- 頚部 前頚部の筋と軟部組織：マイオファッシャル・リリース
- 腹部 胸骨：カウンターストレイン、またはマイオファッシャル・リリース
- 頭部 頭蓋縫合の圧迫：V字拡張
- 頭部 頭蓋ストレイン：ヴォールトフォールド、または他の頭蓋手技
- 頭部
  - ・頚部：神経筋構造の進行性抑制手技
  - ・胸骨：神経筋構造の進行性抑制手技

肺炎 PNEUMONIA

基礎

疾患・病態の説明

肺と呼吸系の疾患により肺胞が炎症し、液体が貯留する。

生理学と関連する体性機能障害

副交感神経

- 亢進：分泌物の薄まりと細気管支の相対的狭窄
- 迷走神経
  - ▶環椎後頭関節、環軸関節、C2
    - ・圧痛点
    - ・頚椎関節柱上にある軟部組織構造の変化
    - ・椎体の回旋
  - ▶後頭乳突縫合と環椎後頭関節の圧迫

交感神経

- 亢進：粘性が高い気道分泌物と細気管支の拡張
- T2-T7
  - ▶圧痛点
  - ▶横突起上の軟部組織構造の変化
  - ▶椎体の回旋

運動

- C3-C5（横隔膜を支配する横隔神経：可動性低下とオーバーユースによる炎症）
  - ▶圧痛点
  - ▶頚椎関節柱上にある軟部組織構造の変化
  - ▶椎体の回旋

他の体性機能障害

- 頭蓋：機能不全
- 斜角筋：過緊張と圧痛点
- 肋骨：機能不全
- 横隔膜（呼吸）：運動制限とすべての付着部での制限

治療

2分間治療

- 胸部 胸部ポンプ
- 下肢 ペダルポンプ

5分間治療

- 仙骨 肋骨挙上
- 腹部
  - ・横隔膜ドーム
  - ・胸腰移行部：マッスルエナジー、マイオファッシャル・リリース、高速低振幅

追加治療

- 上肢 小胸筋：カウンターストレインまたはマイオファッシャル・リリース
- 肋骨 機能不全：マッスルエナジー
- 頚部 C2、C3-C5:マイオファッシャル・リリース、マッスルエナジー、またはファシリテイティッド・ポジショナル・リリース
- 頚部 斜角筋：カウンターストレインまたはマッスルエナジー
- 頭部 迷走神経：環椎後頭関節リリースとV字拡張
- 頭部 頭蓋リズムの低下：第4脳室把持
- 腹部と内臓 肺に対するチャップマン反射

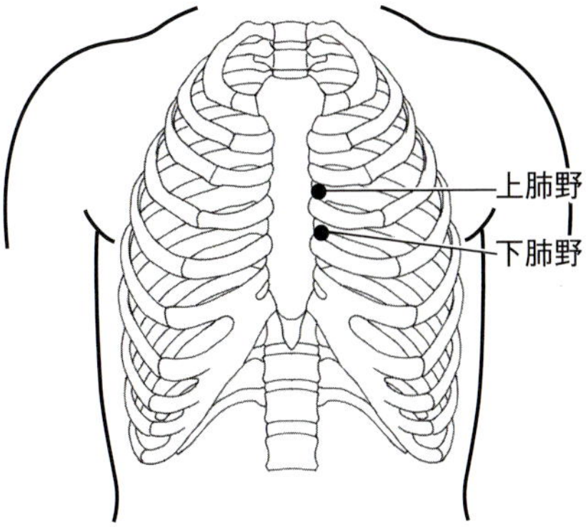

は
はいえん PNEUMONIA

肺拡張不全（無気肺）　ATELECTASIS

基礎

疾患・病態の説明

肺が全体あるいは部分的に空気がなくなり、肺胞が虚脱すること。細気管支や気管支、そして気道が異物や粘液栓により閉塞する。通常、扁平上皮がんなどの腫瘍や気管外部の腫瘍やリンパ節により気管壁が圧迫されることにより生じる。

生理学と関連する体性機能障害

副交感神経

- 亢進：分泌物増加と細気管支の相対的狭窄
- 迷走神経
  - ▶環椎後頭関節、環軸関節、C2
    - ・圧痛点
    - ・頚椎関節柱上にある軟部組織構造の変化
    - ・椎体の回旋
  - ▶後頭乳突縫合と環椎後頭関節の圧迫

交感神経

- 亢進：分泌物減少と細気管支拡張
- T2-T7
  - ▶圧痛点
  - ▶横突起上の軟部組織構造の変化
  - ▶椎体の回旋

運動

- C3-C5（横隔膜を支配する横隔神経：可動域の減少やオーバーユースによる機能不全）
  - ▶圧痛点
  - ▶頚椎関節柱上にある軟部組織構造の変化
  - ▶椎体の回旋

他の体性機能障害

- 肋骨機能不全
- 横隔膜抑制

治療

2分間治療

- 胸部 胸部ポンプ
- 下肢 ペダルポンプ

5分間治療

- 肋骨 肋骨挙上
- 腹部
  - ・横隔膜ドーム
  - ・胸腰移行部：マッスルエナジー、マイオファッシャル・リリース、高速低振幅
  - ・肋骨肋軟骨縁と剣状突起：カウンターストレイン、マイオファッシャル・リリース

追加治療

- 胸部 マイオファッシャル・リリース
- 肋骨 機能不全：マッスルエナジー
- 頚部 C2、C3-C5：マイオファッシャル・リリース、マッスルエナジー、ファシリテイティッド・ポジショナル・リリース
- 頭部 迷走神経：環椎後頭関節リリースとV字拡張
- 腹部と内臓 肺に対するチャップマン反射

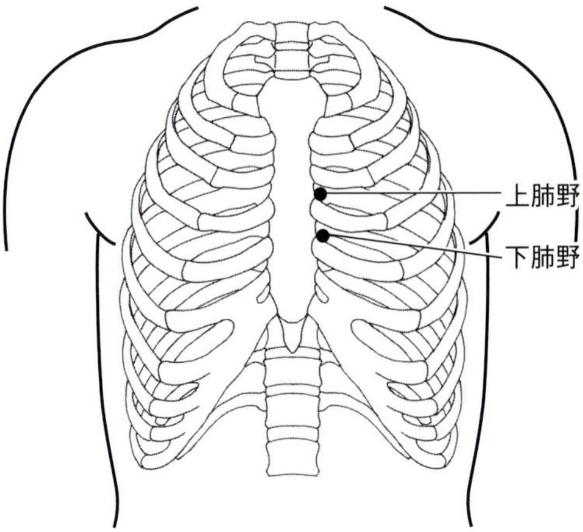

は
ATELECTASIS
はいかくちょうふぜん

頻脈 TACHYCARDIA

基礎

疾患・病態の説明

心臓が異常に多い心拍数となること（平均的な大人で毎分100拍以上の静止心拍数が頻脈と定義される）。

生理学と関連する体性機能障害

副交感神経

- 亢進：徐脈
- 迷走神経
  - ▶環椎後頭関節、環軸関節、C2
    - ・圧痛点
    - ・頚椎関節柱上にある軟部組織構造の変化
    - ・椎体の回旋
  - ▶後頭乳突縫合と環椎後頭関節の圧迫

交感神経

- 亢進：頻脈
- T1-T5
  - ▶圧痛点
  - ▶横突起上の軟部組織構造の変化
  - ▶椎体の回旋

運動

- C3-C5（横隔膜を支配する横隔神経：心臓周囲の炎症）
  - ▶圧痛点
  - ▶頚椎関節柱上にある軟部組織構造の変化
  - ▶椎体の回旋

他の体性機能障害

- 肋骨機能不全（特に、第3-5肋骨）
- 平坦化した横隔膜
- 斜角筋：過緊張と圧痛点
- 大胸筋：トリガーポイント
- 小胸筋：過緊張と圧痛点

治療

2分間治療

- 頚部 頚動脈マッサージ

5分間治療

- 上肢 右大胸筋の圧痛点(鎖骨頭部):カウンターストレイン
- 上肢 右大胸筋トリガーポイント:蒸気冷却スプレー、トリガーポイント注射

追加治療

- 胸部 マイオファッシャル・リリース
- 肋骨 機能不全:マッスルエナジー
- 頚部 斜角筋:カウンターストレイン、またはマッスルエナジー
- 頚部 マイオファッシャル・リリース、マッスルエナジー、またはファシリテイティッド・ポジショナル・リリース
- 頭部 迷走神経:環椎後頭関節リリースとV字拡張
- 腹部
  - ・横隔膜ドーム
  - ・胸腰移行部:ファシリテイティッド・ポジショナル・リリース、マッスルエナジー、マイオファッシャル・リリース、高速低振幅
- 上肢 小胸筋:カウンターストレイン、またはマイオファッシャル・リリース
- 腹部と内臓 心臓に対するチャップマン反射

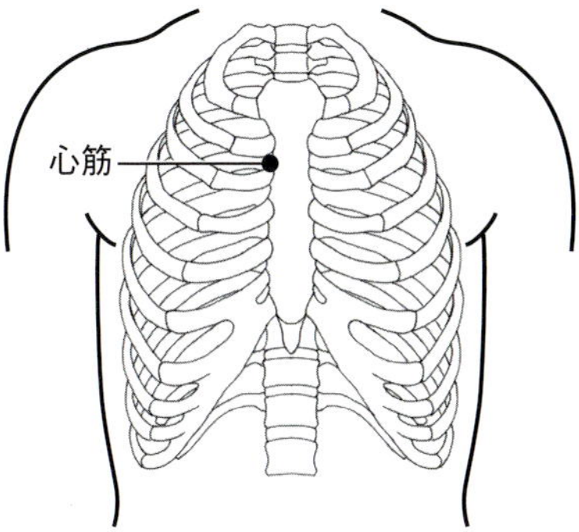

不安症 ANXIETY

基礎

疾患・病態の説明

しばしば身体徴候と関連する急性あるいは慢性の恐怖心。

生理学と関連する体性機能障害

副交感神経

- 胃酸の分泌過多、吐き気、嘔吐、下痢
- 迷走神経
  - ▶環椎後頭関節、環軸関節、C2
    - ・圧痛点
    - ・頚椎関節柱上にある軟部組織構造の変化
    - ・椎骨の回旋
  - ▶後頭乳突縫合と環椎後頭関節の圧迫

交感神経

- 亢進：頻脈、便秘、胃酸感受性増加
- T1-T4（心臓）とT5-L2（胃腸）
  - ▶圧痛点
  - ▶横突起上の軟部組織構造の変化
  - ▶椎体の回旋
- 腹腔神経節▶筋膜制限
- 上腸間膜神経節▶筋膜制限
- 下腸間膜神経節▶筋膜制限

運動

- C2-C7（肩甲挙筋、斜角筋群、僧帽筋上部、頚部後方筋群）
  - ▶圧痛点
  - ▶頚椎関節柱上にある軟部組織構造の変化
  - ▶椎体の回旋

他の体性機能障害

- 小胸筋の圧痛点と過緊張
- 第1・2肋骨の吸気機能不全

治療

2分間治療

- 頭部 環椎後頭関節リリース

5分間治療

- 頚部 ファシリテイティッド・ポジショナル・リリース
- 肋骨 第1・2肋骨の吸気機能不全に対するファシリテイティッド・ポジショナル・リリース

追加治療

- 頭部 異常な頭蓋緊張パターン：異常緊張の治療
  - ・ヴォールトフォールド
  - ・第4脳室把持
- 頚部 C2-C7：マイオファッシャル・リリース、ファシリテイティッド・ポジショナル・リリース、高速低振幅
- 上肢 小胸筋：マイオファッシャル・リリース、マッスルエナジー、カウンターストレイン
- 胸部 マッスルエナジー、マイオファッシャル・リリース、高速低振幅
- 腰部 マッスルエナジー、マイオファッシャル・リリース、高速低振幅
- 腹部 神経節制限：マイオファッシャル・リリース
- 腹部と内臓 腸脛靭帯に対するチャップマン反射

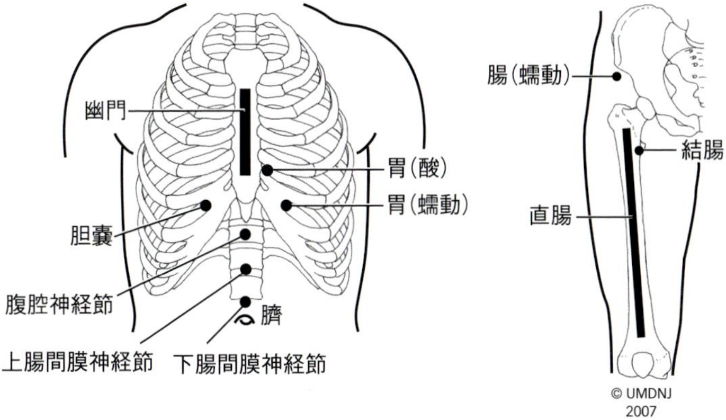

は
ANXIETY
ふあんしょう

複合性局所疼痛症候群（反射性交感神経性ジストロフィー）

COMPLEX REGIONAL PAIN SYNDROME (REFLEX SYMPATHETIC DISTROPHY)

基礎

疾患・病態の説明

疼痛、紅斑、腫脹により特徴付けられた、1つあるいはいくつかの四肢に生じる過度の交感神経性疼痛に由来する複雑な徴候や症状。一般的および古典的には、挫滅損傷後に生じると考えられていたが、手術やその他の損傷により生じる。

生理学と関連する体性機能障害

副交感神経

該当なし。交感神経に影響されていない四肢は、この疾患の過程を表すことがある。

交感神経

- 亢進：筋細動脈の拡張（コリン作動性およびβ2アドレナリン作動性）、筋細動脈の収縮（αアドレナリン作動性）
- T5-T7（上肢）
  - 圧痛点
  - 横突起上の軟部組織構造の変化
  - 椎体の回旋
- T10-L2（下肢）
  - 圧痛点
  - 横突起上の軟部組織構造の変化
  - 椎体の回旋

運動

- C4-T1（神経根、上肢）
  - 圧痛点
  - 頚椎関節柱上にある軟部組織構造の変化
  - 椎体の回旋
- L1-S3（下肢）
  - 圧痛点
  - 横突起上の軟部組織構造の変化
  - 椎体の回旋

他の体性機能障害

- 上下肢リンパ浮腫と筋膜緊張
- 複合性局所疼痛症候群に直接影響を受けていない疼痛回避性歩行や、オーバーユース症候群に対する代償所見

治療

2分間治療

- 胸部 マッスルエナジー
- 腰部 マッスルエナジー

5分間治療

- 頚部 マッスルエナジー、ファシリテイティッド・ポジショナル・リリース、マイオファッシャル・リリースまたは高速低振幅
- 胸部 ファシリテイティッド・ポジショナル・リリース、マイオファッシャル・リリースまたは高速低振幅
- 腰部 ファシリテイティッド・ポジショナル・リリース、マイオファッシャル・リリースまたは高速低振幅
- 仙骨 マッスルエナジー

追加治療

- 上肢 マイオファッシャル・リリース、リンパ手技
- 下肢 マイオファッシャル・リリース、リンパ手技
- 肋骨 肋骨挙上

副鼻腔炎 SINUSITIS

基礎

疾患・病態の説明

副鼻腔の(ウイルス、あるいは細菌による)感染。

生理学と関連する体性機能障害

副交感神経

- 翼口蓋神経節を介して顔面神経(第Ⅶ脳神経)
- 迷走神経
  - ▶環椎後頭関節、環軸関節、C2
    - ・圧痛点
    - ・頚椎関節柱上にある軟部組織構造の変化
    - ・椎体の回旋
  - ▶後頭乳突縫合と環椎後頭関節の圧迫

交感神経

- T1-T4
  - ▶圧痛点
  - ▶横突起上の軟部組織構造の変化
  - ▶椎体の回旋

運動

- 三叉神経(第Ⅴ脳神経)
- 眼窩上・眼窩下切痕と前額洞・上顎洞の上に位置する圧痛点および筋膜制限

他の体性機能障害

- 耳管：機能不全
- 頭蓋：機能不全
- リンパ節におけるリンパ鬱滞：耳介前リンパ節と耳介後リンパ節、顎下リンパ節、下顎リンパ節、鎖骨上リンパ節、前頚部リンパ節

治療

2分間治療

- 頭部 眼窩上及び眼窩下（第V脳神経）：マッサージ
- 頭部 前額及び上顎：軽擦法

5分間治療

- 頭部 耳介ドレナージ
- 頸部 前頸部のリンパ手技
- 腹部と内臓 チャップマン反射：上顎の中央線上で、耳のための鎖骨より上方、副鼻腔のための鎖骨より下方

追加治療

- 頭部 環椎後頭関節：マイオファッシャル・リリース
- 頭部 翼口蓋神経節刺激
- 頸部 C2：マイオファッシャル・リリース、ファシリテイティッド・ポジショナル・リリース、高速低振幅
- 胸部 マッスルエナジー、マイオファッシャル・リリース、高速低振幅
- 肋骨 肋骨挙上
- 頭部 マンシーテクニック

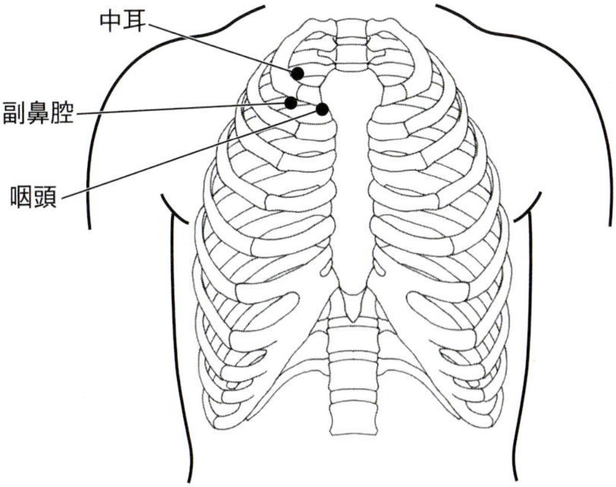

は
SINUSITIS
ふくびくうえん

ベル麻痺 BELL'S PALSY

基礎

疾患・病態の説明

茎乳突孔における顔面神経（第Ⅶ脳神経）の損傷や外傷、絞扼による片側性顔面麻痺。

生理学と関連する体性機能障害

副交感神経

- 涙腺や顎下腺への副交感神経線維が、茎乳突孔から出る前に第Ⅶ脳神経と分かれるので、これらの機能は障害されない。しかしながら、神経の炎症は反射的にこれらの腺の機能不全の原因となり、鼻咽頭と硬口蓋および軟口蓋の粘膜と同様に、顎下腺、舌下腺、涙腺からの分泌が刺激される
- 顔面神経（第Ⅶ脳神経）
  - ▶頭蓋機能不全、特に側頭骨
  - ▶後頭乳突縫合の圧迫

交感神経

- 鼻咽頭と硬口蓋および軟口蓋の粘膜と同様に、顎下腺、舌下腺、涙腺からの分泌を抑制する
- T1-T4
  - ▶圧痛点
  - ▶横突起上の軟部組織構造の変化
  - ▶椎体の回旋

運動

- 第Ⅶ脳神経：障害側の前頭筋や眼輪筋を含む表情筋、鼻唇溝、唇の筋、頬の筋、顎二腹筋後腹、および広頚筋が麻痺する

他の体性機能障害

- 側頭骨の体性機能不全
- 顎二腹筋後腹
- 側頭下顎関節：内側翼突筋、舌筋、舌骨筋および筋膜の制限
- 胸鎖乳突筋の過緊張（側頭骨に付着）
- 頚部機能不全
- リンパ節でのリンパ鬱滞:耳介前リンパ節と耳介後リンパ節、顎下リンパ節、下顎リンパ節、鎖骨上リンパ節

治療

2分間治療

- 頭部 ガルブレステクニック（下顎ドレナージ）

5分間治療

- 頭部 頭蓋機能不全（特に側頭骨機能不全）：ヴォールトフォールド、頭蓋治療

追加治療

- 頭部 環椎後頭関節リリース
- 頭部 圧迫された後頭乳突縫合：V字拡張
- 頭部 頭蓋リズムの低下：第4脳室把持
- 頚部 ファシリテイティッド・ポジショナル・リリース、マッスルエナジー、マイオファッシャル・リリース
- 胸部 T1-T4：マッスルエナジー、マイオファッシャル・リリース、高速低振幅
- 頭部 側頭下顎関節：制限された筋に対する直接抑制あるいはカウンターストレイン
- 腹部 横隔膜ドーム
- 頭部 神経筋構造の進行性抑制手技
- 頚部 神経筋構造の進行性抑制手技

便秘 CONSTIPATION

基礎

疾患・病態の説明

稀あるいは不完全な便通。

生理学と関連する体性機能障害

副交感神経

- 亢進：蠕動の増加
- 迷走神経
  - ▶環椎後頭関節、環軸関節、C2
    - ・圧痛点
    - ・頚椎関節柱上にある軟部組織構造の変化
    - ・椎体の回旋
  - ▶後頭乳突縫合と環椎後頭関節の圧迫
- 骨盤内臓神経
  - ▶仙骨機能不全
  - ▶腸骨機能不全

交感神経

- 亢進：蠕動の減少
- T5-L2
  - ▶圧痛点
  - ▶横突起上の軟部組織構造の変化
  - ▶椎体の回旋
- 上腸間膜神経節・下腸間膜神経節
  - ▶筋膜制限

他の体性機能障害

- 胸腹部：横隔膜機能不全
- 骨盤：横隔膜機能不全

治療

2分間治療

- 仙骨 仙骨ロック
- 腹部 側副神経節リリース

5分間治療

- 頭部 環椎後頭関節リリース
- 腹部 腸間膜リフト

追加治療

- 頚部 環軸関節、C2：ファシリテイティッド・ポジショナル・リリース、または高速低振幅
- 肋骨 肋骨挙上
- 胸部 マッスルエナジー、または高速低振幅
- 腰部 マッスルエナジー、または高速低振幅
- 寛骨 マッスルエナジー
- 仙骨 機能不全：マッスルエナジー
- 寛骨 坐骨直腸窩：マイオファッシャル・リリース
- 腹部と内臓 前チャップマン反射

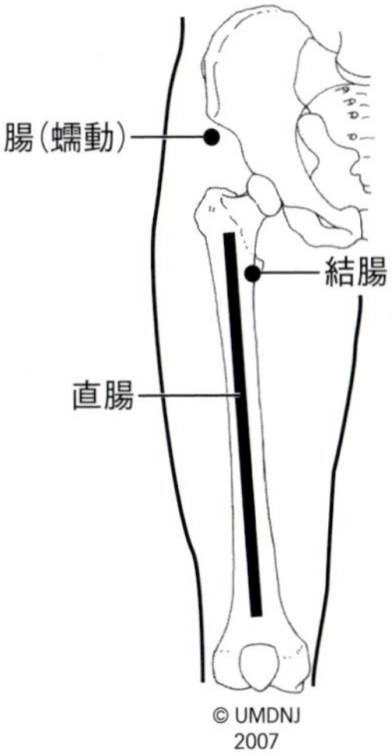

勃起機能不全

ERECTILE DYSFUNCTION

基礎

疾患・病態の説明

　通常、満足な性行動のために十分な勃起が得ることができないことに関連する障害。

生理学と関連する体性機能障害

副交感神経

- 亢進：血管拡張、勃起
- 骨盤内臓神経
- S2-S4
  - ▶仙骨捻転
  - ▶仙骨運動低下
  - ▶仙腸関節痛

交感神経

- 亢進：血管収縮、射精
- T11-L2
  - ▶圧痛点
  - ▶横突起上の軟部組織構造の変化
  - ▶椎体の回旋

他の体性機能障害

- 坐骨直腸窩の制限と筋緊張
- 寛骨：機能不全
- 平坦化した呼吸：横隔膜と付着部の制限

治療

2分間治療

- 腰部 マイオファッシャル・リリース
- 仙骨 仙骨ロック

5分間治療

- 仙骨 機能不全：マッスルエナジー
- 寛骨 機能不全：マッスルエナジー

追加治療

- 胸部 マッスルエナジー、マイオファッシャル・リリース、高速低振幅
- 腰部 マッスルエナジー、マイオファッシャル・リリース、高速低振幅
- 腸骨 坐骨直腸窩：マイオファッシャル・リリース
- 下肢 ペダルポンプ
- 腹部と内臓 衰弱に対するチャップマン反射

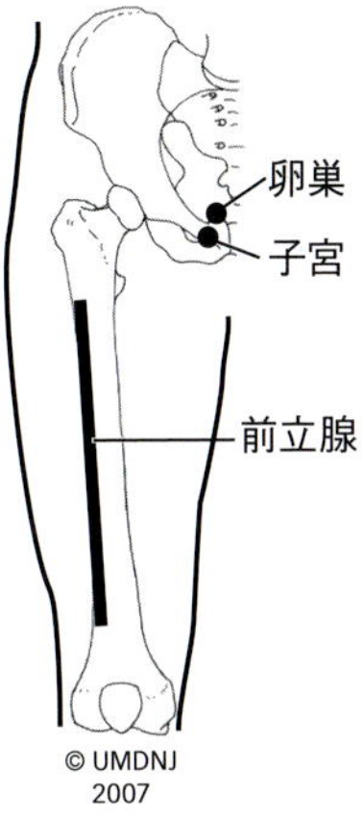

は
ぼっきのうふぜん
ERECTILE DYSFUNCTION

慢性咳嗽 CHRONIC COUGH

基礎

疾患・病態の説明

感染、胃食道逆流症、アレルギーまたは反応気道病により医学的治療に抵抗する咳嗽。

生理学と関連する体性機能障害

副交感神経

- 亢進：分泌物の薄まりと細気管支の相対的狭窄
- 顔面神経（第Ⅶ脳神経）
- 迷走神経
  - ▶環椎後頭関節、環軸関節、C2
    - ・圧痛点
    - ・頚椎関節柱上にある軟部組織構造の変化
    - ・椎体の回旋
  - ▶後頭乳突縫合と環椎後頭関節の圧迫

交感神経

- 亢進：分泌物の濃化と細気管支拡張
- T2-T7
  - ▶圧痛点
  - ▶横突起上の軟部組織構造の変化
  - ▶椎体の回旋

他の体性機能障害

- 胸鎖乳突筋：圧痛点と過緊張
- 斜角筋群：圧痛点と過緊張
- 前頚部：圧痛点
- 前頚部の筋膜制限
- 肋骨機能不全
- 胸郭出口機能不全
- 胸腹部：横隔膜機能不全
- 頭蓋機能不全

治療

2分間治療

- 頚部 前頚部の筋膜：マイオファッシャル・リリース

5分間治療

- 頚部 マッスルエナジー、高速低振幅
- 胸部 高速低振幅

追加治療

- 頚部 カウンターストレイン、ファシリテイティッド・ポジショナル・リリース、マイオファッシャル・リリース
- 胸部 胸郭出口リリース：マイオファッシャル・リリース、またはマッスルエナジー
- 横隔膜
  - ・横隔膜ドーム
  - ・胸腰移行部：ファシリテイティッド・ポジショナル・リリース、マッスルエナジー、マイオファッシャル・リリース、高速低振幅
- 頭部 環椎後頭関節リリース
- 肋骨 機能不全：マッスルエナジー、または高速低振幅

慢性閉塞性肺疾患 CHRONIC OBSTRUCTIVE PULMONARY DISEASE

基礎

疾患・病態の説明

気腫（槽間中隔の破壊）と慢性気管支炎（粘液生産と慢性咳の増加）を意味する。気管支拡張薬による完全には可逆的でない気流縮小が特徴である。

生理学と関連する体性機能障害

副交感神経

- 亢進：分泌物の薄まりと細気管支の相対的狭窄
- 迷走神経
  - ▶環椎後頭関節、環軸関節、C2
    - ・圧痛点
    - ・頚椎関節柱上にある軟部組織構造の変化

交感神経

- 亢進：分泌物の濃化と細気管支拡張
  - ▶T2-T7
    - ・圧痛点
    - ・横突起上の軟部組織構造の変化
    - ・椎体の回旋

運動

- C3-C5（可動性低下とオーバーユースによる横隔膜を支配する横隔神経）
  - ▶圧痛点
  - ▶頚椎関節柱上にある軟部組織構造の変化
  - ▶椎体の回旋

他の体性機能障害

- 斜角筋：過緊張と圧痛点
- 胸鎖乳突筋：過緊張と圧痛点
- 小胸筋：過緊張と圧痛点
- 前鋸筋：過緊張と圧痛点
- 吸気型：肋骨機能不全
- 胸郭入口：横隔膜機能不全
- 可動域低下および平坦化した横隔膜

治療

2分間治療

- 頭部 環椎後頭関節リリース
- 頸部 マイオファッシャル・リリース
- 胸部 マイオファッシャル・リリース

5分間治療

- 胸部 マッスルエナジー、または高速低振幅
- 肋骨 マッスルエナジー、または高速低振幅
- 腹部 横隔膜ドーム

追加治療

- 胸腰部 マイオファッシャル・リリースとマッスルエナジー
- 頸部 マッスルエナジー、高速低振幅、またはファシリテイティッド・ポジショナル・リリース
- 頸部 斜角筋：カウンターストレイン、マイオファッシャル・リリース、またはマッスルエナジー
- 頸部 胸鎖乳突筋：カウンターストレイン、マイオファッシャル・リリース、またはマッスルエナジー
- 上肢 小胸筋：カウンターストレイン、マイオファッシャル・リリース、またはマッスルエナジー
- 胸部 前鋸筋：カウンターストレイン、マイオファッシャル・リリース、またはマッスルエナジー
- 胸部 胸郭入口：マイオファッシャル・リリース
- 腹部と内臓 肺に対するチャップマン反射

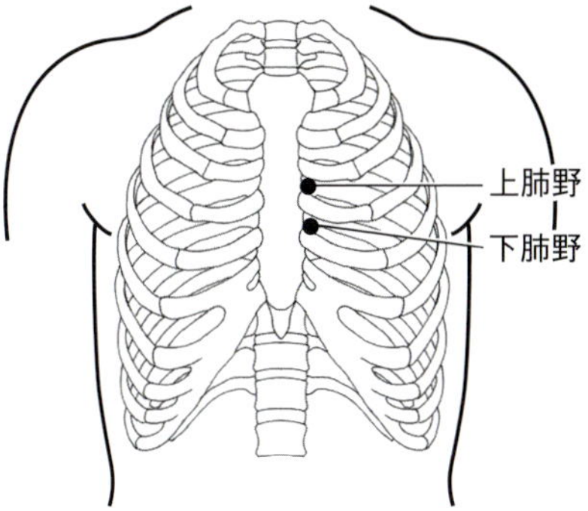

ま

CHRONIC OBSTRUCTIVE PULMONARY DISEASE まんせいへいそくせいはいしっかん

むずむず脚症候群　RESTLESS LEGS SYNDROME

基礎

疾患・病態の説明

片脚あるいは両脚に痙攣、疼き、灼熱感、しばしば痛みが生じることにより、快適を探すために持続的に下肢の姿勢を変えること。レストレスレッグス症候群ともいう。

生理学と関連する体性機能障害

副交感神経

該当なし。

交感神経

- 亢進：筋細動脈の拡張（コリン作動性およびβ2アドレナリン作動性）、筋細動脈の収縮（αアドレナリン作動性）
- T10-L2
  - ▶圧痛点
  - ▶横突起上の軟部組織構造の変化
  - ▶椎体の回旋

運動

- 大殿筋（L5-S2）：坐骨神経過敏
- 腰筋（T12-L4）：腸骨下腹神経、腸骨鼡径神経、陰部大腿神経、大腿外側皮神経、または大腿神経の過敏
- 梨状筋（S1-S2）：坐骨神経過敏

他の体性機能障害

- 寛骨：腸腰靭帯の緊張により、陰部神経は陰部及び大腿外側の表層神経を過敏とする。
- 腰部（L1-L5）：腸腰靭帯の緊張
- 腓骨頭後部：総腓骨神経を過敏とする。
- 足関節および足部：機能不全

特殊検査

- パトリック検査
- 下肢伸展挙上検査（SLR）
- 腰仙部スプリング検査
- 股関節落下検査
- 立位または座位での屈曲検査（骨盤）
- トーマス検査
- トレンデレンブルグ検査

治療

2分間治療

- 下肢 腰筋：マッスルエナジー、カウンターストレイン
- 下肢 梨状筋：マッスルエナジー、カウンターストレイン

5分間治療

- 下肢 腓骨頭後部：高速低振幅
- 腰部 マッスルエナジー、または高速低振幅

追加治療

- 寛骨 機能不全：マッスルエナジー
- 下肢 足関節及び足部の機能不全：マッスルエナジー、高速低振幅
- 神経根症状の除外：ストレッチと運動を助言する

幽門狭窄症 PYLORIC STENOSIS

基礎

疾患・病態の説明

幽門括約筋の肥大により発育不全や胃食道逆流症、嘔吐を呈する。

生理学と関連する体性機能障害

副交感神経

- 亢進：酸の産生と蠕動の増加
- 迷走神経
  - ▶環椎後頭関節、環軸関節、C2
    - ・圧痛点
    - ・頚椎関節柱上にある軟部組織構造の変化
    - ・椎体の回旋
  - ▶後頭乳突縫合と環椎後頭関節の圧迫

交感神経

- 亢進：酸の産生と蠕動の減少
- T5-T10
  - ▶圧痛点
  - ▶横突起上の軟部組織構造の変化
  - ▶椎体の回旋
- 腹腔および上腸間膜神経節の制限

運動

- C3-C5（横隔膜を支配する横隔神経：横隔膜周囲の炎症）
  - ▶傍脊椎組織の変化
  - ▶椎体の回旋

他の体性機能障害

- 幽門括約筋：過緊張、エンドウ豆かそれ以上の大きさ
- 横隔膜：運動制限とすべての付着部の制限
- 乳び槽：筋膜制限
- 左胸管：制限

治療

2分間治療

- 腹部 腹腔神経節：マイオファッシャル・リリース

5分間治療

- 腹部 幽門括約筋：マイオファッシャル・リリース

追加治療

- 頭部 迷走神経：環椎後頭関節リリース、後頭乳突縫合におけるV字拡張
- 頚部 マイオファッシャル・リリース、ファシリテイティッド・ポジショナル・リリース、高速低振幅
- 胸部 マイオファッシャル・リリース、マッスルエナジー、高速低振幅
- 腹部 左胸管：リンパ手技
- 腹部
  - ・横隔膜ドーム
  - ・胸腰移行部：マッスルエナジー、マイオファッシャル・リリース、高速低振幅
- 腹部 乳び槽：顔面（リンパ手技）

腰痛 LOW BACK PAIN

基礎

疾患・病態の説明

下部胸椎と腰椎に局所化される疼痛や殿部における体性機能不全や内臓体性反射、体性体性反射*による疼痛。

＊訳注：体性体性反射とは、体性感覚神経を求心路とし、体性運動神経を遠心路とする反射で、痛みや長期臥床などによる骨格筋の機能異常が骨格筋を収縮させる反射をいう

生理学と関連する体性機能障害

副交感神経

- 亢進：蠕動、胆嚢壁収縮、膀胱における排尿筋の収縮の増加
- 迷走神経
  - ▶環椎後頭関節、環軸関節、C2
    - ・圧痛点
    - ・頚椎関節柱上にある軟部組織構造の変化
    - ・椎体の回旋
  - ▶後頭乳突縫合と環椎後頭関節の圧迫
- 骨盤内臓神経S2-S4
  - ▶仙骨捻転
  - ▶仙骨運動減少
  - ▶仙腸関節痛

交感神経

- 亢進：腎臓の出力減少、蠕動の減少、胆嚢壁の弛緩、膀胱における排尿筋の弛緩、筋細動脈の拡張（コリン作動性および$\beta 2$アドレナリン作動性）、筋細動脈の収縮（αアドレナリン作動性）
- T10-L2
  - ▶圧痛点
  - ▶横突起上の軟部組織構造の変化
  - ▶椎体の回旋
- 上腸間膜神経節▶筋膜制限
- 下腸間膜神経節▶筋膜制限

運動

- 脊柱起立筋：分節神経支配（C1-S5）
- 殿筋群：下殿神経と上殿神経
- 腰筋：L1-L4
- 梨状筋：S1-S2
- 腰方形筋：肋下神経（L1-L4）
  - ▶圧痛点
  - ▶横突起上の軟部組織構造の変化
  - ▶椎体の回旋

特殊検査

- パトリック検査
- 下肢伸展挙上検査（SLR）
- 腰仙部スプリング検査
- 股関節落下検査
- 立位または座位での屈曲検査（骨盤）
- トーマス検査
- トレンデレンブルグ検査

治療

2分間治療

- 下肢 腰筋：カウンターストレイン
- 腰部 マッスルエナジー

5分間治療

- 寛骨 機能不全：マッスルエナジー
- 仙骨 機能不全：マッスルエナジー

追加治療

- 仙骨 仙骨離開
- 下肢 梨状筋：マッスルエナジー、カウンターストレイン
- 下肢 殿筋群：カウンターストレイン、マッスルエナジー
- 腹部 横隔膜ドーム
- 胸部 マッスルエナジー、マイオファッシャル・リリース、高速低振幅
- 腰部 マッスルエナジー、マイオファッシャル・リリース、高速低振幅
- 腹部 神経節制限：マイオファッシャル・リリース
- 腹部と内臓 対応する内臓機能不全に対するチャップマン反射

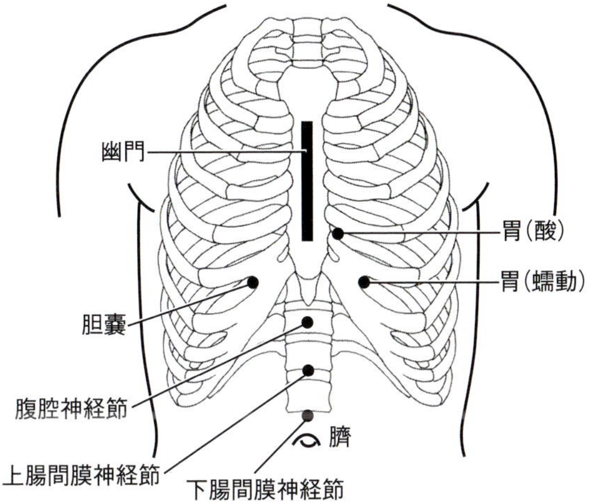
幽門
胃（酸）
胃（蠕動）
胆嚢
腹腔神経節
臍
上腸間膜神経節
下腸間膜神経節

抑うつ症 DEPRESSION

基礎

疾患・病態の説明

感情の変化や快楽消失、食欲や睡眠の変化により特徴づけられた気分障害。しばしば身体不調と関連し、慢性痛等の慢性疾患と共存する。内臓と中枢神経系へのセロトニンの影響のため、腸症状が一般的である。

生理学と関連する体性機能障害

副交感神経

- 亢進：酸の分泌減少と嘔気、蠕動
- 迷走神経
  - ▶環椎後頭関節、環軸関節、C2
    - ・圧痛点
    - ・頚椎関節柱上にある軟部組織構造の変化
    - ・椎体の回旋
- 後頭乳突縫合と環椎後頭関節の圧迫
- 骨盤内臓神経
  - ▶S2-S5圧痛点
    - ・仙骨機能不全

交感神経

- T1-S2
  - ▶圧痛点
  - ▶横突起上の軟部組織構造の変化
  - ▶椎体の回旋
- 腹腔神経節▶筋膜制限
- 上腸間膜神経節▶筋膜制限
- 下腸間膜神経節▶筋膜制限

他の体性機能障害

- 腹部愁訴と体性機能不全
- 骨盤痛と体性機能不全
- 姿勢不良による代償変化
- 前頭葉に影響する頭蓋機能不全を探索する（前頭骨圧迫や顔面骨機能不全など）

治療

2分間治療

- 頭部 環椎後頭関節リリース
- 肋骨 肋骨挙上

5分間治療

- 頸部 マイオファッシャル・リリース
- 胸部 マイオファッシャル・リリース
- 腰部 マイオファッシャル・リリース

追加治療

- 頭部 頭蓋機能不全：ヴォールトフォールド、第4脳室把持
- 頸部 マッスルエナジー、マイオファッシャル・リリース、高速低振幅
- 胸部 マッスルエナジー、マイオファッシャル・リリース、高速低振幅
- 腰部 マッスルエナジー、マイオファッシャル・リリース、高速低振幅
- 寛骨 マッスルエナジー
- 仙骨 マッスルエナジー
- 腹部と内臓 腸脛靭帯に対するチャップマン反射
- 腹部と内臓 神経節治療：マイオファッシャル・リリース

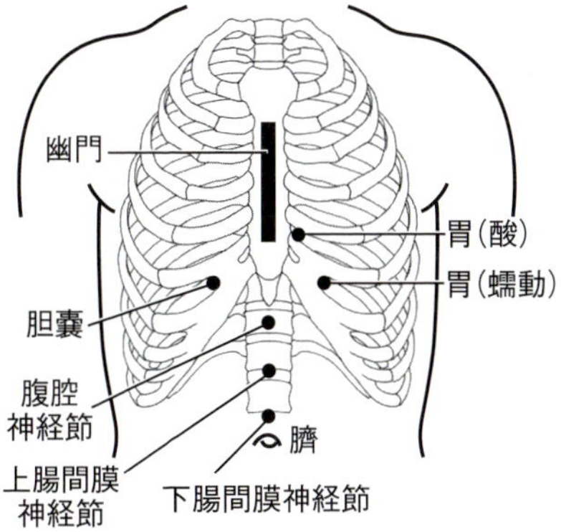

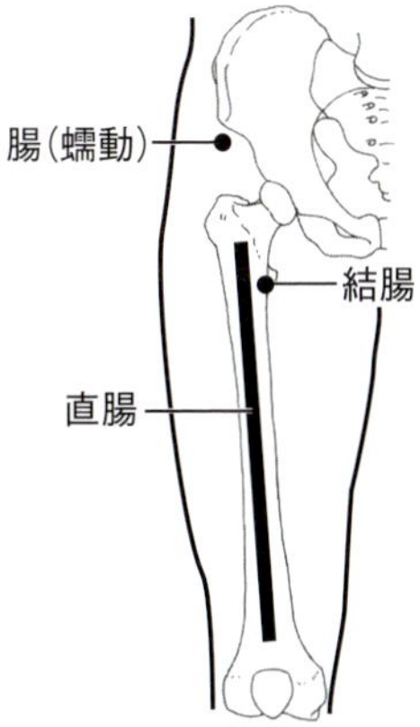

肋軟骨炎 COSTOCHONDRITIS

基礎

疾患・病態の説明

胸骨縁あるいは肋骨肋軟骨接合部における筋骨格胸部痛。炎症症状が存在することがある。手術を含めた外傷後に生じる。

生理学と関連する体性機能障害

副交感神経

該当なし。

交感神経

該当なし。

運動

C3-C5（横隔膜を支配する横隔神経：可動域の減少やオーバーユースによる炎症）

他の体性機能障害

- 肋骨機能不全
- 胸骨機能不全
- 鎖骨機能不全
- 斜角筋：過緊張と圧痛点
- 胸鎖乳突筋：過緊張と圧痛点
- 小胸筋：過緊張と圧痛点
- 大胸筋：過緊張と圧痛点
- 前鋸筋：過緊張と圧痛点
- 胸郭入口：横隔膜機能不全
- 胸腹部：横隔膜機能不全
- 胸骨縁と肋骨肋軟骨接合部における圧痛点

治療

2分間治療

- 肋骨 マッスルエナジー
- 胸部 マイオファッシャル・リリース

5分間治療

- 胸骨 マイオファッシャル・リリース
- 胸部 マッスルエナジーまたは高速低振幅

追加治療

- 頚部 斜角筋:カウンターストレイン、マイオファッシャル・リリース、またはマッスルエナジー
- 頚部 胸鎖乳突筋：カウンターストレイン、マイオファッシャル・リリース、またはマッスルエナジー
- 上肢 小胸筋:カウンターストレイン、マイオファッシャル・リリース、またはマッスルエナジー
- 上肢 大胸筋:カウンターストレイン、マイオファッシャル・リリース、またはマッスルエナジー
- 上肢 前鋸筋:カウンターストレイン、マイオファッシャル・リリース、またはマッスルエナジー
- 上肢 鎖骨：マッスルエナジー
- 腹部 横隔膜ドーム
- 胸腰部 マイオファッシャル・リリースとマッスルエナジー
- 頚部 マイオファッシャル・リリース、マッスルエナジー、高速低振幅、またはファシリテイティッド・ポジショナル・リリース
- 胸部 胸郭入口：マイオファッシャル・リリース

付録 A

テクニック

頭部

環椎後頭関節リリース

OA RELEASE

1. 患者は背臥位となる。
2. 施術者はテーブルの頭部側に座り、指先を後頭部基部に当てる。
3. 指先にて、後頭部を引っ掛ける。
4. 頭側方向に軽度の牽引を行う。
5. 重力により、患者の頭部を施術者の手のひらに落とす。

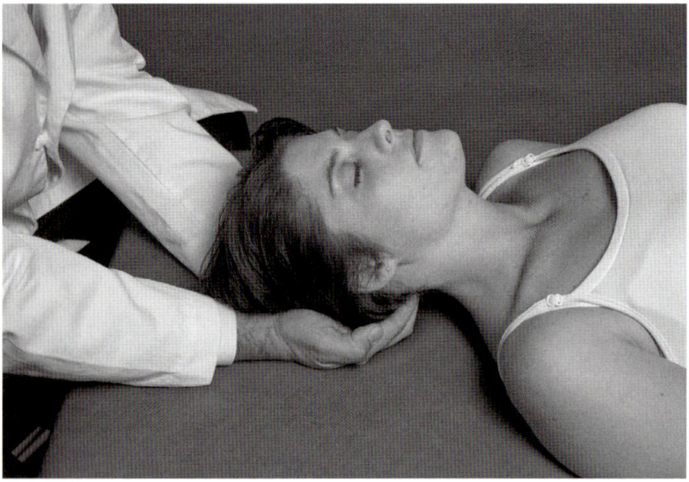

マンシーテクニック

MUNCIE TECHNIQUE

1. 患者は背臥位となる。
2. 施術者は患者の側方に立つ。
3. 手袋をした示指で、口蓋扁桃腺を触診する。
4. 15～20秒間、回転させながら、優しく外側へ圧迫する。

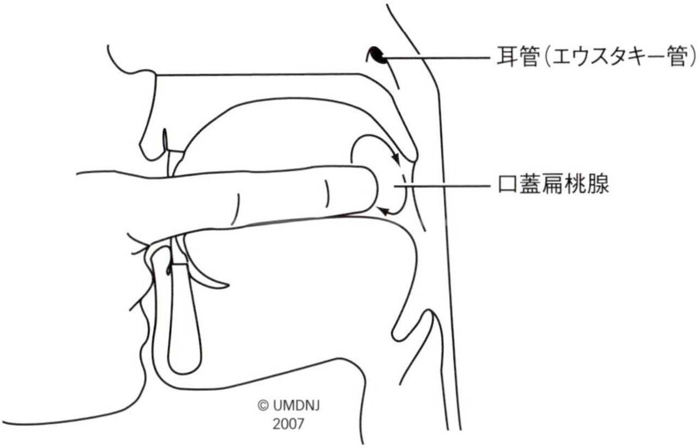

ガルブレステクニック

GALBREATH TECHNIQUE

1. 患者は背臥位となる。
2. 施術者は患者の側方に立ち、前頭部の上に一側の手を下顎骨翼、他方の手を前頭部に当てて、頭部を安定させる(図1)。
3. 患者にゆっくりと開口するように指示する。
4. およそ3〜5秒の間、下顎骨を外側へ牽引しながら、嚥下するように指示し、牽引を離す(図2)。
5. 3回反復する。
6. 再評価する。

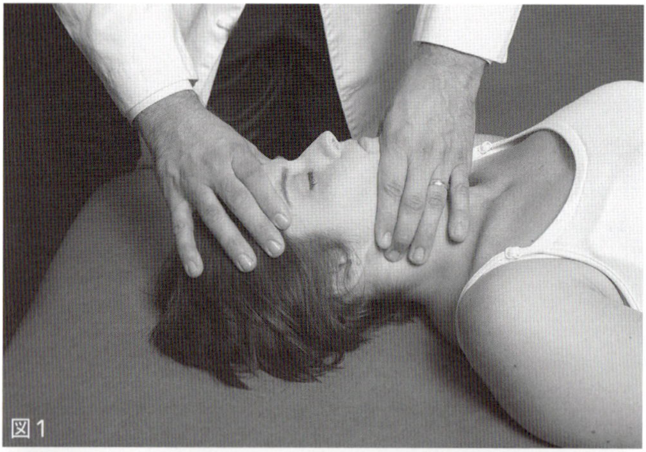

図1

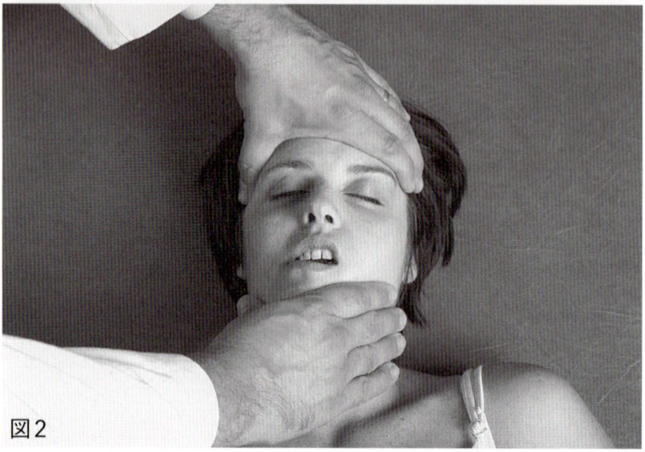

図2

頭部

耳介ドレナージ

AURICULAR DRAINAGE

1. 患者は背臥位となる。
2. 施術者は患者の機能不全の反対側に立つ。
3. 尾側の中指と環指を広げて、その広げた指を機能不全の領域に当てる。
4. 10〜20秒間、時計回りに機能不全側の耳介に力を加える。その後、10〜20秒間反時計回りにしっかりと力を加える。

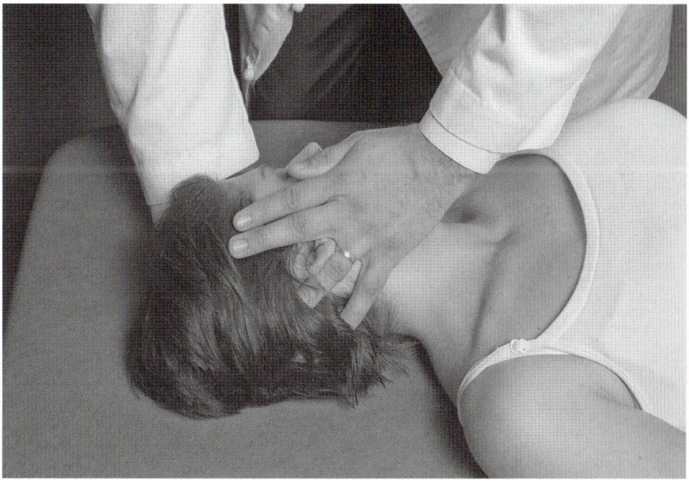

頭部

第4脳室把持

CV4 HOLD

1. 患者は背臥位となる。
2. 施術者は後頭乳突縫合の少し内側で母指球を後頭部に当て、頭蓋骨を把持する。
3. 後頭部を伸展させる。
4. 静止した位置となるまで、後頭部が屈曲する間、抵抗を加える。
5. 数回繰り返す。
6. 後頭部の正常な屈曲・伸展運動が回復するか評価する。

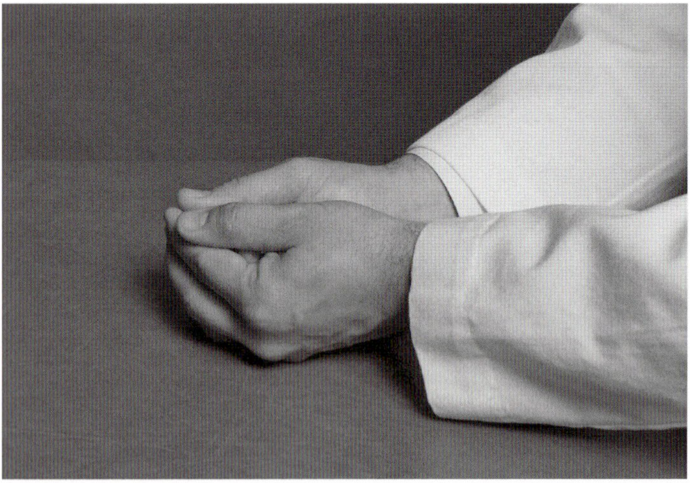

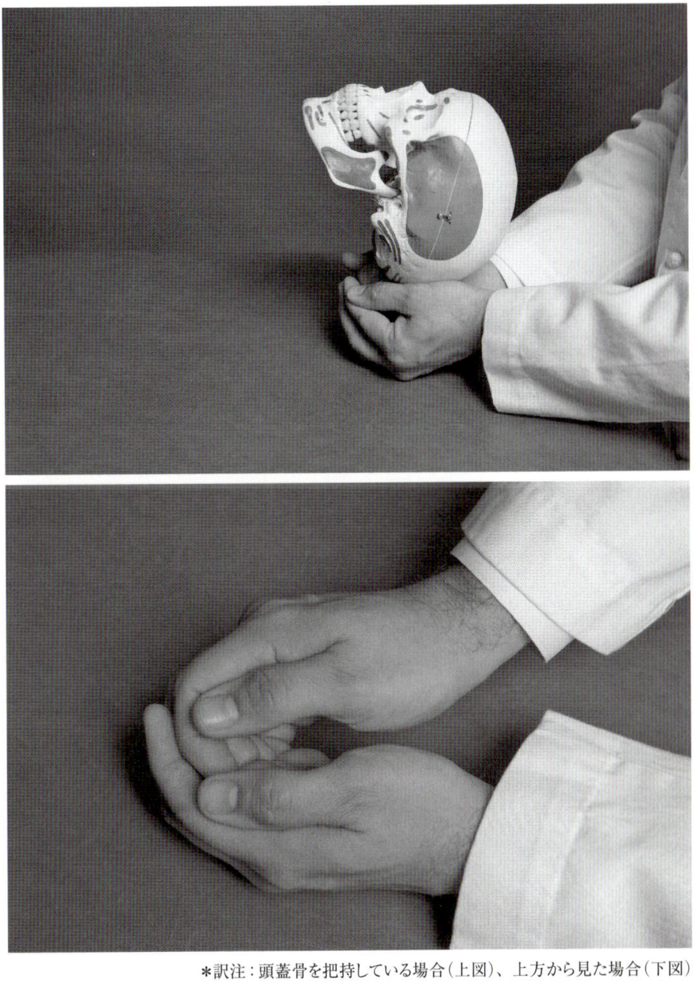

＊訳注：頭蓋骨を把持している場合（上図）、上方から見た場合（下図）

頸部

カウンターストレイン 後方の圧痛点

COUNTERSTRAIN-POSTERIOR TENDERPOINTS

1. 患者は背臥位となる。患者の頭部をベッド端から出して、さらに伸展させる。
2. 施術者は患者の頭部の側に座り、後方の圧痛点を見つける。
3. 示指で後方の圧痛点をマークする(図1)。
4. 他方の手で後頭部を支え、姿勢変化のために頭部を支える。
5. 頭部を伸展させ、圧痛点と反対側にわずかに側屈・回旋させる(図2)。
6. 最も圧痛が少ない姿勢となるように位置を調整する。
7. 90秒間あるいはリリースできるまで支える。
8. 患者の動きなしに中間位まで戻す。
9. 再評価する。

ファシリテイティッド・ポジショナル・リリース(FPR)

次の点を除いて上述の通り。

- 最も圧痛が少ない姿勢を見つけた後、頭頂部から頚椎の方向に促通させる力を加える。
- 圧痛点がリリースされるまで、3～5秒間保持する。
- 患者の動きなしに中間位まで戻し、促通する力をリリースする。

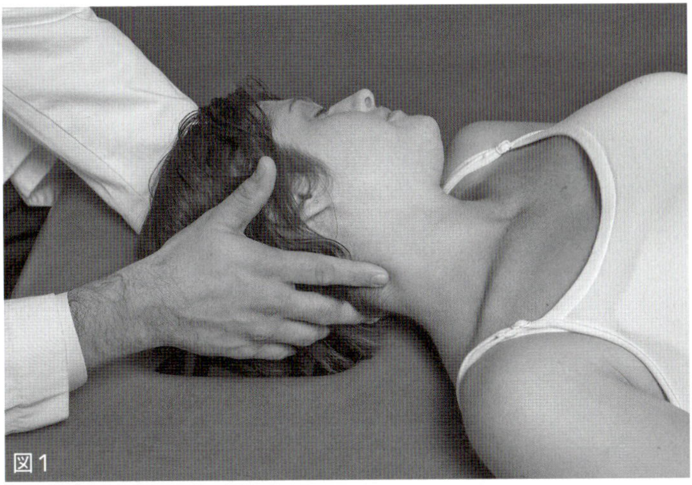

図1

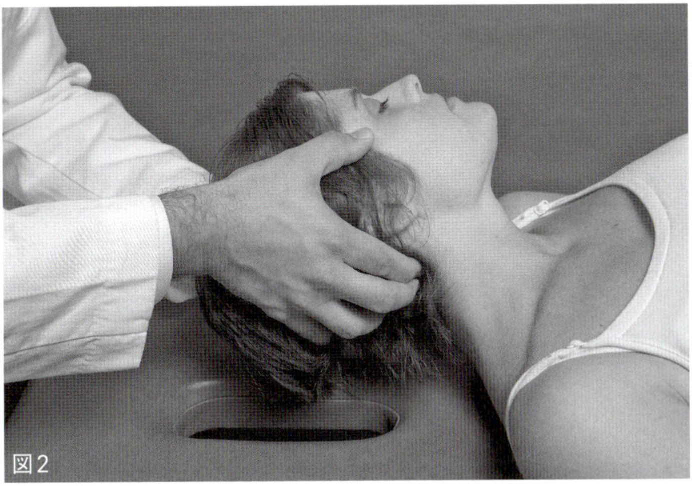

図2

マッスルエナジー 典型部位：C2-C7

MUSCLE ENERGY-TYPICAL: C2-C7

1. 患者は背臥位となる。
2. 施術者は患者の頭部付近に立ち、示指の中手指節関節を機能不全側から関節柱に当てる。
   ＊訳注：一連の頚椎椎間関節の連結は関節柱と呼ばれる
3. まず患者の頭部を回旋機能不全側に向かって側屈する。
4. 次に回旋機能不全側から遠ざけるように頭部を回旋する。
5. 機能不全側の分節レベルまで屈曲あるいは伸展する。
6. 必要な伸展あるいは屈曲を維持して制限バリアに接触しながら、さらに回旋と側屈を行う（患者の頭部の角度は、頚椎の高速低振幅技術と同じ分節となるだろう）。
7. 患者の頭部を機能不全の方向に回旋させて、3～5秒間、等尺性収縮になるよう対抗させる。
8. 患者を休憩させる。そして、上記を繰り返し、回旋制限バリアがある方向に患者の頚を誘導する。
9. 3回終えた後、制限バリアの方向に最終的なストレッチを行う。
10. 中間位に戻り、分節運動を再評価する。

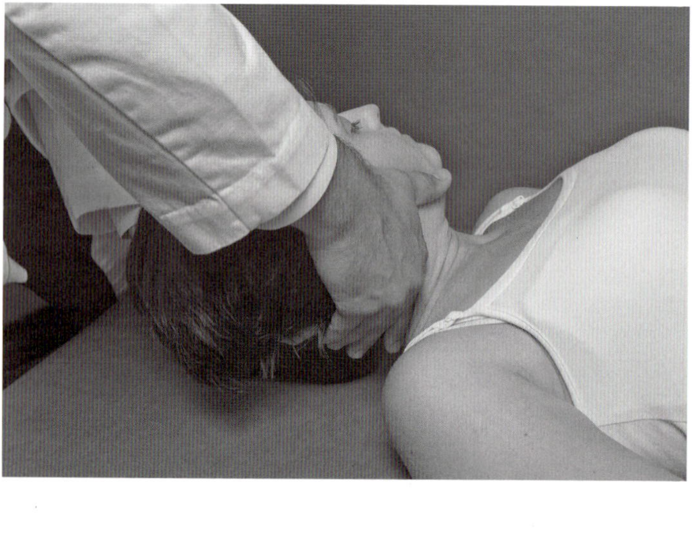

マッスルエナジー　非典型部位:環椎後頭関節

MUSCLE ENERGY-ATYPICALS: OA

1. 患者は背臥位となる。
2. 施術者は患者の頭部付近に立ち、示指の中手指節関節を機能不全側に当てる。
3. 患者の頭部を環椎後頭関節の機能不全と反対方向に側屈させる。
4. 同様に回旋機能不全と反対側に回旋させる。
5. 同様に屈曲・伸展機能不全と反対側に屈曲あるいは伸展させる。
6. 機能不全の方向に頭部を回旋させ、3〜5秒間、等尺性収縮になるよう対抗させる。
7. 患者を休憩させる。ステップ3〜6までを反復し、毎回、回旋制限バリアがある方向に患者の頚を誘導する。
8. 3回終えた後、制限バリアの方向に最終的なストレッチを行う。
9. 中間位に戻り、分節運動を再評価する。

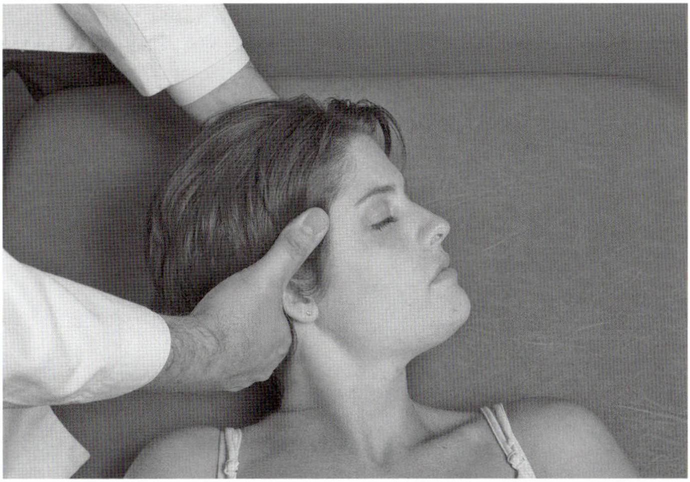

マッスルエナジー　非典型部位：環軸関節

MUSCLE ENERGY-ATYPICALS: AA

1. 患者は背臥位となる。
2. 施術者は患者の頭部付近に座り、環軸関節で制限バリアを確認する。歯突起の損傷を避けるため、頚椎を中間位に戻す。
3. 患者の環軸関節の機能不全側に示指の中手指節関節を当て、母指を患者の下顎突起あるいは頬骨突起に接触させる(図)。
4. 制限バリアに接触しながら回旋させる。
5. 患者の頭部を機能不全側に回旋させて、3-5秒間、等尺性収縮になるよう対抗させる。
6. 患者を休憩させる。
7. ステップ3から6までを反復し、毎回、回旋制限バリアがある方向に患者の頚を誘導する。
8. 3回終えた後、制限バリアの方向に最終的なストレッチを行う。
9. 中間位に戻り、分節運動を再評価する。

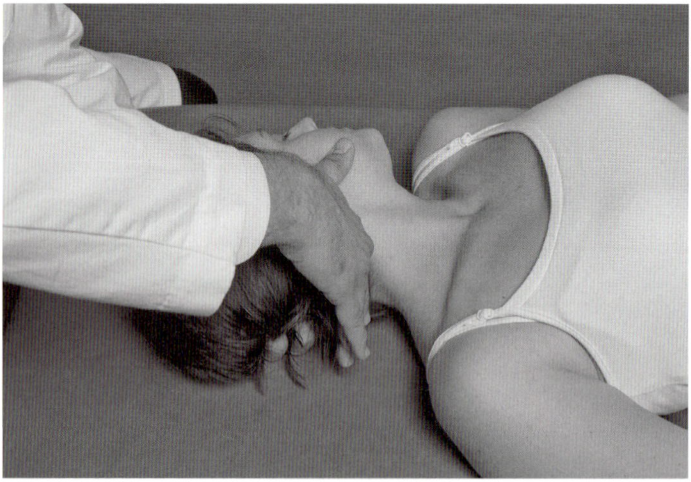

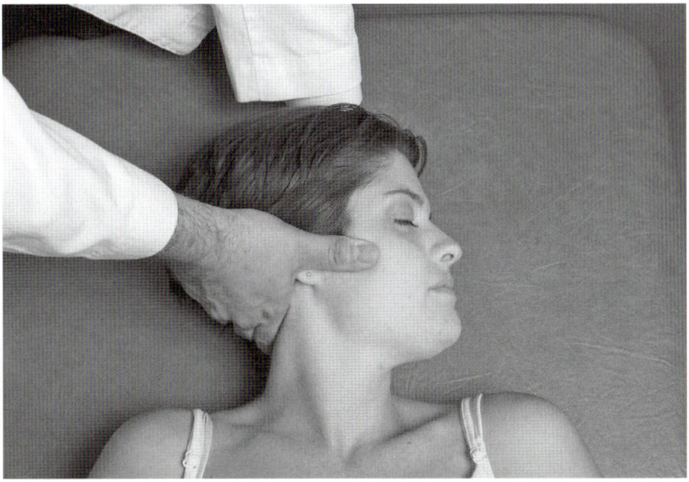

＊訳注：上から見た場合

頚部

マイオファッシャル・リリース（直接法）垂直ストレッチ

MYOFASCIAL RELEASE DIRECT-PERPENDICULAR STRETCH

1. 患者は背臥位となる。
2. 施術者は患者の頚椎のレベルで、側方に座るか、立つ。
3. 前頭部に手を当てて患者の頭部を安定させ、他方の手を対側頚椎の傍脊柱群に当てる。
4. 深層筋筋膜構造に対して十分な力を加える。
5. 側方と前方（頚椎に対して垂直となるよう）に牽引を加えて、周期的に3秒間ずつ保持する。

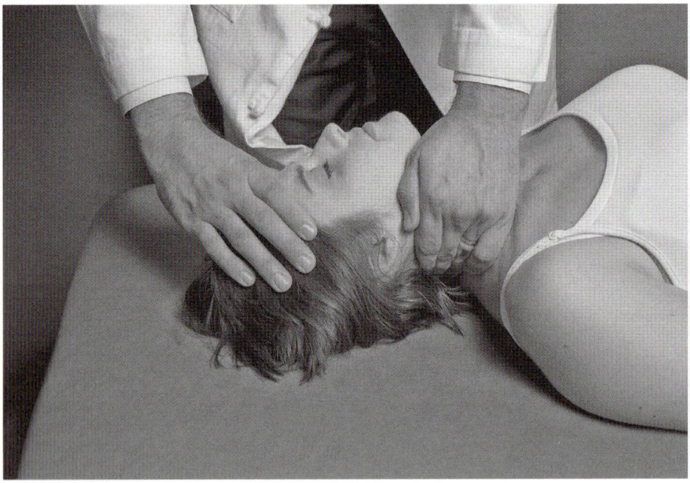

頚部

マイオファッシャル・リリース（直接法）長軸ストレッチ

MYOFASCIAL RELEASE DIRECT-LONGITUDINAL STRETCH

1. 患者は背臥位となる。
2. 施術者は患者の頚椎のレベルで、側方に座るか、立つ。
3. 頚椎の傍脊柱筋の両側に手を当てる。深層筋筋膜構造に対して十分な力を加える。
4. 長軸（頚椎と平行に）に牽引を加えて、周期的に3秒間ずつ保持する。

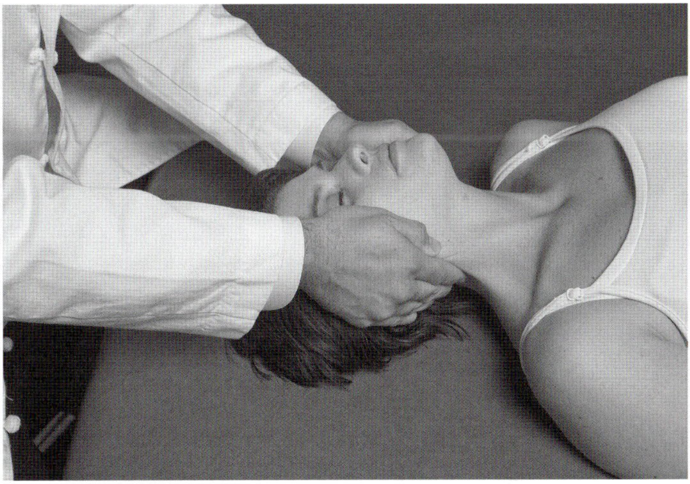

高速低振幅 典型部位：C2-C7

HVLA-TYPICALS: C2-C7

1. 患者は背臥位となる。
2. 施術者は患者の頭部付近に立ち、示指の中手指節関節を機能不全側から関節柱に当てる。
3. まず患者の頭部を回旋機能不全側に向かって側屈する。
4. 次に回旋機能不全側から遠ざけるように頭部を回旋する。
5. 制限バリアに接触しながら、さらに回旋と側屈を行う。
6. 関節柱に対して回旋スラストを行う。
7. 患者の頸椎を中間位に戻す。
8. 分節運動を再評価する。

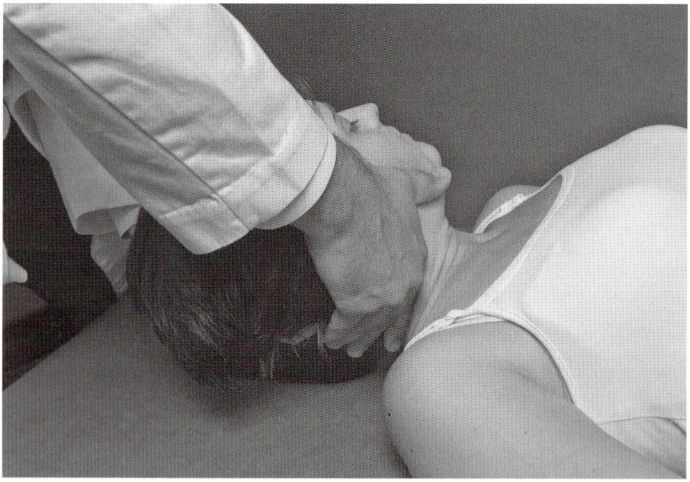

高速低振幅　非典型部位：環椎後頭関節

HVLA-ATYPICALS: OA

1. 患者は背臥位となる。
2. 施術者は患者の頭部付近に座り、環軸関節の機能不全側に示指の中手指節関節を当てる。
3. 患者の頭部を環椎後頭関節の機能不全側に側屈させる。
4. 次に頭部を回旋機能不全と反対側に回旋させる。
5. 制限バリアに向かって屈曲あるいは伸展する。
6. 同側の眼球の方向に回旋スラストを行う。
7. 中間位に戻り、分節運動を再評価する。

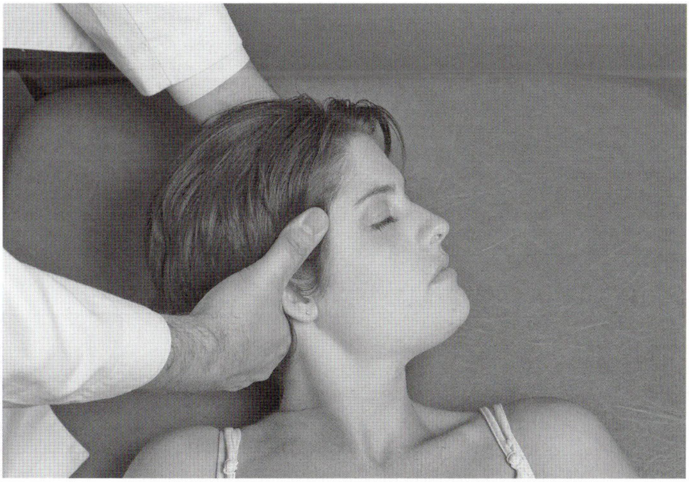

高速低振幅 非典型部位：環軸関節

HVLA-ATYPICALS: AA

1. 患者は背臥位となる。
2. 歯突起損傷を避けるために、決して屈曲をさせない。施術者は患者の頭部付近に座り、環軸関節の機能不全側に（スラストを行う手の）示指の中手指節関節を当てる。
3. 制限バリアに接触しながら回旋させる。
4. 制限バリアを越えて回旋スラストを行う。
5. 分節運動を再評価する。

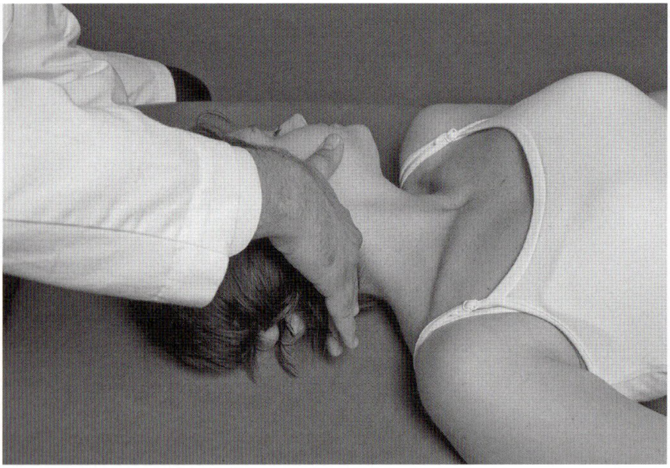

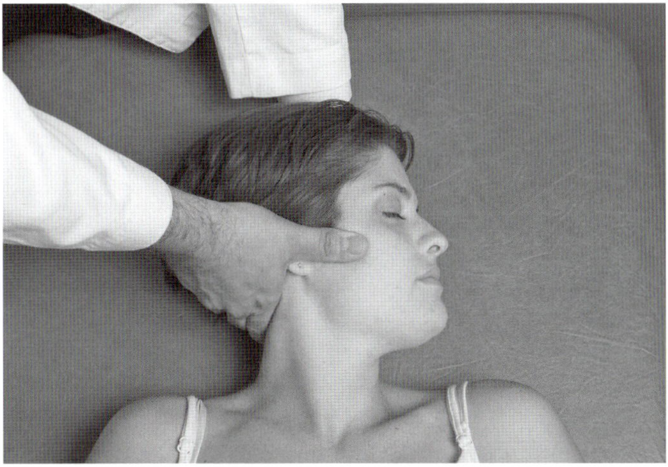

＊訳注：上から見た場合

リンパ手技

LYMPHATIC EFFLEURAGE

1. 患者の機能不全側を上にした側臥位となる。
2. 施術者は患者と向き合うように立ち、浮腫がある最も近位の部分を施術者の両手で円を描くように動かす(図1)。
3. 肩に向かって軟部組織に円を描くように力を加える。
4. 浮腫部位が終わるまで、より遠位方向にこの動作を反復する(図2、3)。

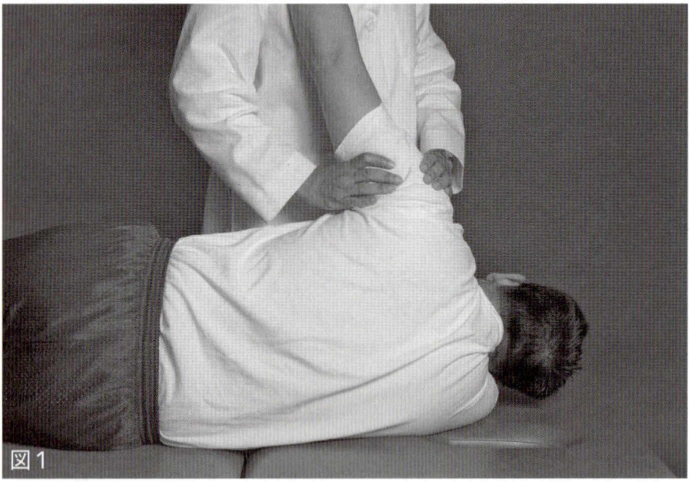
図1

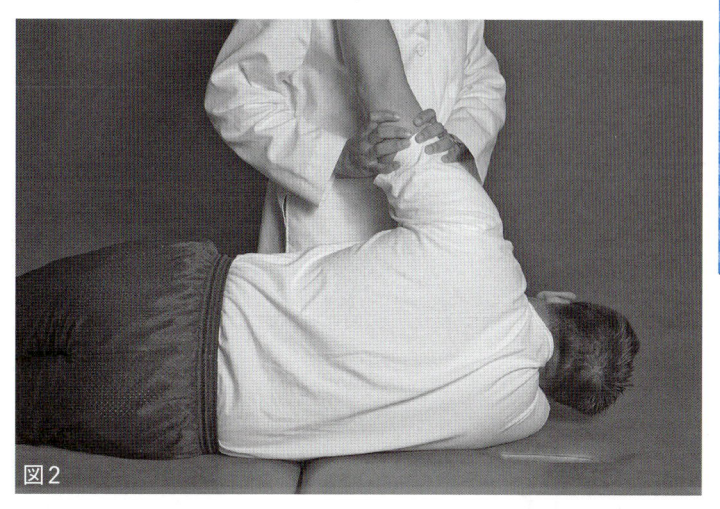

図2

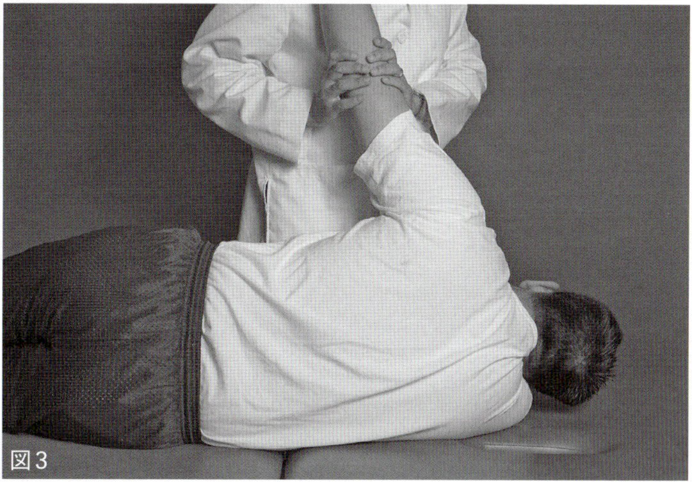

図3

マッスルエナジー 橈骨頭後方機能不全（回内機能不全）

MUSCLE ENERGY-POSTERIOR RADIAL HEAD DYSFUNCTION [PRONATION DYSFUNCTION]

1. 患者は座位となる。
2. 施術者は患者の機能不全側に立つ。患者の手を握手するように持ち、他側の手で患者の肘を把持する。
3. 肘に施術者の母指を当て、橈骨頭近位部で患者の前方向に力を加える。
4. 制限バリアまで、患者の前腕を握手したまま回外する。
5. 患者に、施術者の抵抗に逆らって前腕を回内するように指示する（円回内筋を用いて）。
6. 3〜5秒間保持して、患者にリラックスするように指示する。
7. 新しい制限バリアに患者を動かす。
8. ステップ5〜7を3〜5回反復する。

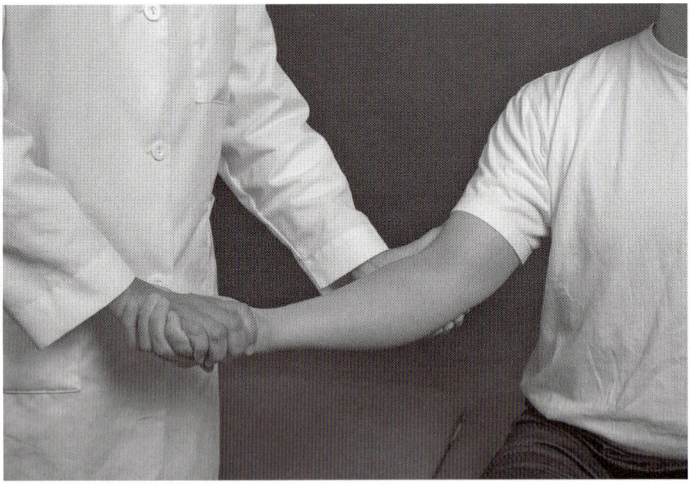

マッスルエナジー 橈骨頭前方機能不全(回外機能不全)

MUSCLE ENERGY-ANTERIOR RADIAL HEAD DYSFUNCTION [PRONATION DYSFUNCTION]

1. 患者は座位となる。
2. 施術者は患者の機能不全側に立つ。患者の手を握手するように持ち、他側の手で患者の肘を把持する。
3. 肘に施術者の母指を当て、橈骨頭近位部で患者の後ろ方向に力を加える。
4. 制限バリアまで患者の前腕を握手したまま回内する。
5. 患者に、施術者の抵抗に逆らって前腕を回外するように指示する(回外筋と上腕二頭筋を用いて)。
6. 3〜5秒間保持して、患者にリラックスするように指示する。
7. 新しい制限バリアに患者を動かす。
8. ステップ5〜7を3〜5回反復する。

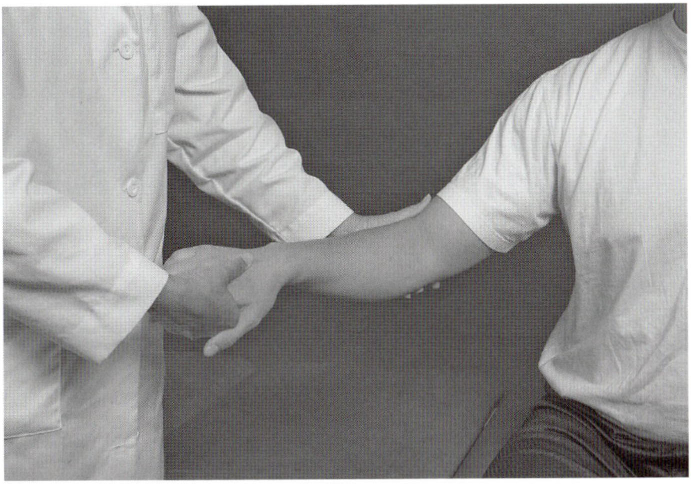

カウンターストレイン 前方圧痛点

COUNTERSTRAIN-ANTERIOR TENDERPOINTS

1. 患者は背臥位となる。
2. 施術者は患者の頭部付近に座る。
3. 圧痛点を探し、示指で触診する。
4. 頭部を持ち上げることや、施術者の屈曲した膝を胸椎の下に当てることにより、患者の体幹を屈曲あるいは伸展させて、圧痛点の症状が最も低下する位置を探す(患者にもよるが、少なくとも70%低下させること)。
5. 四肢を外転や内転させることで、筋を用いた安静肢位となる(同様の目的で、四肢を内旋や外旋することがある)。
6. その姿勢を90秒間保持する。
7. 触診している指を動かさないで、患者を中間位に戻す。
8. 圧痛点を再評価する。

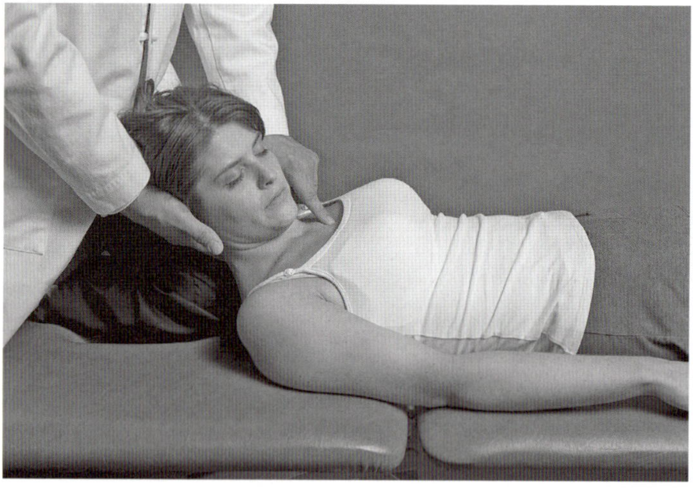

胸部

カウンターストレイン 後方圧痛点

COUNTERSTRAIN-POSTERIOR TENDERPOINTS

1. 患者は腹臥位となる。
2. 施術者は患者の頭部付近に座る。患者の体幹を屈曲あるいは伸展させて、頭部を持ち上げることや胸部の下に枕を当てることにより、圧痛点の症状が最も低下する位置を探す。
3. 四肢を外転や内転させることで、筋を用いた安静肢位となる（同様の目的で、四肢を内旋や外旋することがある）。
4. その姿勢を90秒間保持する。
5. 触診している指を動かさないで、患者を中間位に戻す。
6. 圧痛点を再評価する。

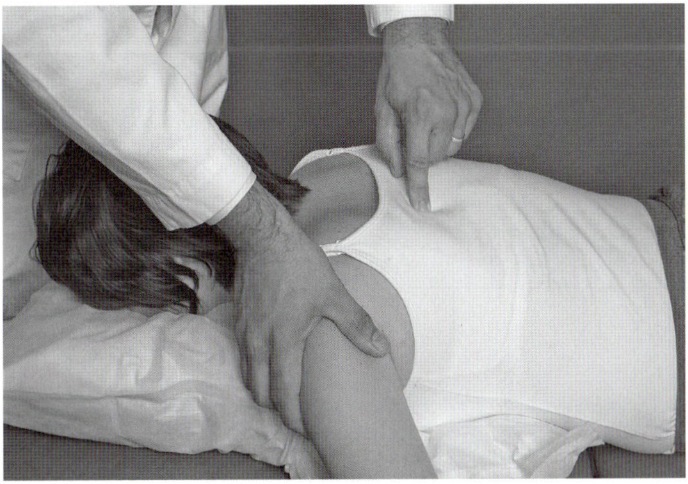

胸部

マッスルエナジー フライエット タイプ1

MUSCLE ENERGY-FRYETTE'S TYPE 1

1. 患者を座位にする。
2. 施術者は患者の背部に立つ。
3. 患者自身に回旋機能不全と同側の手を頭部に当てさせ、その肘を対側の手で把持させる。
4. 施術者は母指球を回旋機能不全の部分に当てる。
5. もう一方の手で、患者の屈曲させた前腕の下で、上腕を把持する。
6. 制限バリアに向かって患者を側屈、回旋させる。
7. 施術者の抵抗に対して、患者の体幹を戻させる。
8. 3〜5秒間保持して、リラックスする。
9. 3〜5回、反復する。
10. 患者を制限バリアの方向に最終ストレッチし、中間位に戻す。
11. 再評価する。

＊訳注：タイプ1は側屈と回旋が対側となる障害。例：右側屈と左回旋障害

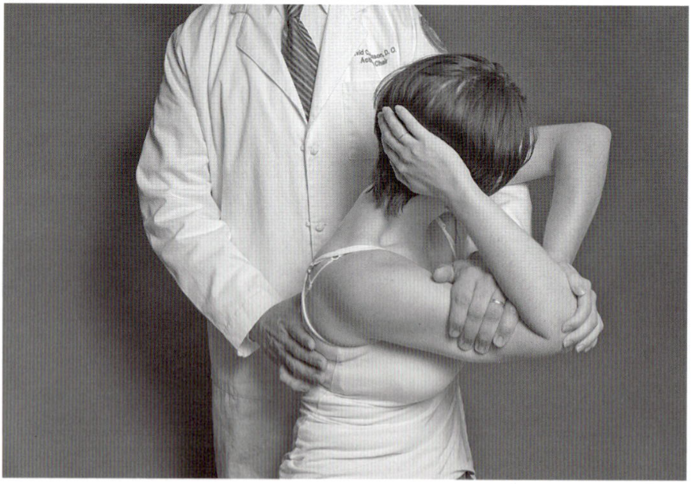

マッスルエナジー フライエット タイプ2

MUSCLE ENERGY-FRYETTE'S TYPE 2

1. 患者を座位にする。
2. 施術者は患者の背部に立つ。
3. 患者自身に回旋機能不全と同側の手を頭部に当てさせ、その肘を対側の手で把持させる。
4. 施術者は母指球を回旋機能不全の部分に当てる。
5. もう一方の手で、患者の屈曲させた前腕の下で、上腕を把持する。
6. 制限バリアに向かって患者を側屈、回旋させる。
7. 施術者の抵抗に対して、患者の体幹を戻させる。
8. 3〜5秒間保持して、リラックスする。
9. 3〜5回、反復する。
10. 患者を制限バリアの方向に最終ストレッチし、中間位に戻す。
11. 再評価する。

*訳注：タイプ2は側屈と回旋が同側となる障害。例：左側屈と左回旋障害

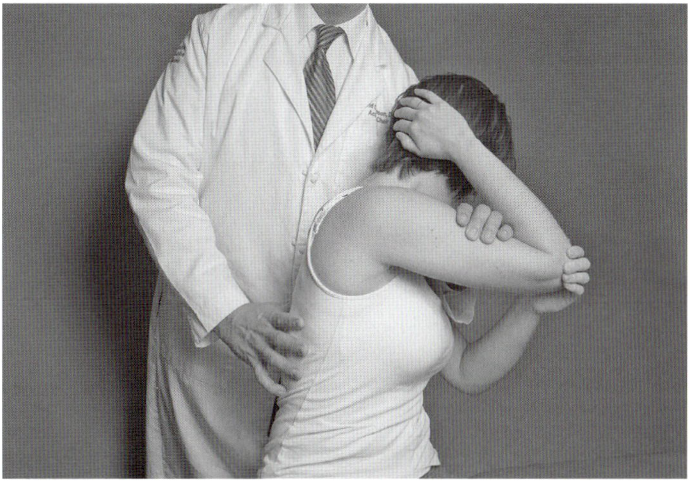

マイオファッシャル・リリース 垂直ストレッチ

MYOFASCIAL RELEASE-PERPENDICULAR STRETCH

1. 患者は腹臥位となる。
2. 施術者は患者の機能不全の反対側に立つ。傍脊柱筋に手を当て、母指球と小指球を脊柱に対して垂直にする。
3. 筋筋膜構造が柔らかくなったと感じるまで、約3秒間、傍脊柱筋を外側にストレッチを行う。
4. すべての機能不全に対して反復して行う。
5. 再評価する。

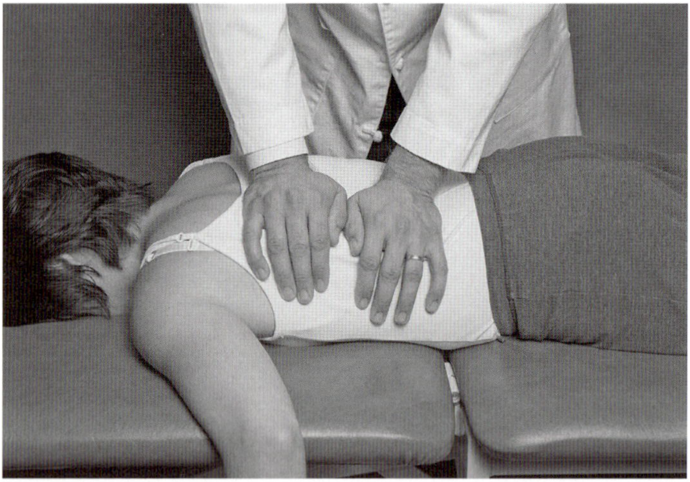

胸部

高速低振幅 フルネルソン

HVLA-FULL NELSON

1. 患者は座位となる。
2. 施術者は患者の背部に立つ。あなたの鼻の下に患者の頭部がくるように治療台を上昇させる。
3. 患者に頭部の後方で両手を組ませる。
4. 施術者は患者の両上腕の下から両手を入れて、患者の両前腕を把持する。
5. 患者を後方に引き上げ、施術者の胸骨を回旋機能不全の部位に当てて、患者を後方に引き上げる。
6. スラストするために、患者を45度後方及び上方に持ち上げる。
7. 再評価する。

注意：施術者の身長に合わせて治療台の高さを調整すること。

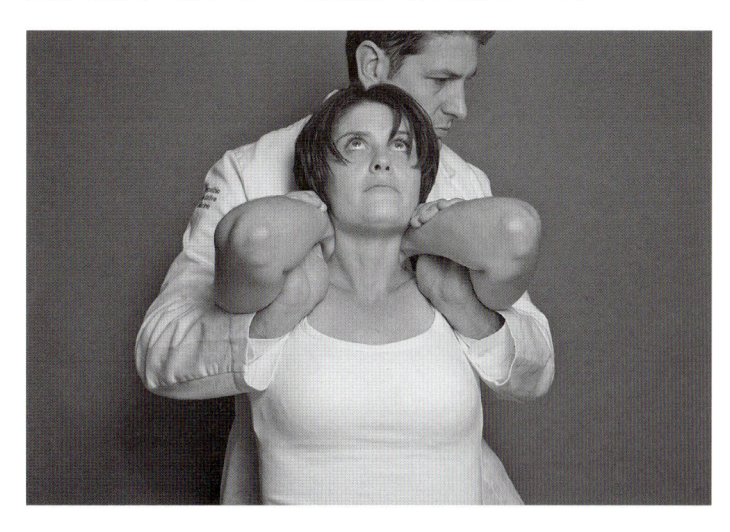

高速低振幅　背臥位両上肢スラスト(カークスビル)

HVLA-SUPINE DOUBLE ARM THRUST [KIRKSVILLE]

1. 患者は背臥位となる。
2. 施術者は患者の回旋機能不全の反対側に立つ。
3. 回旋機能不全側の上腕が頭側となるように、患者の両上腕を胸の前で交差させる(図1)。
4. 施術者がいる方向に患者を回転させ、治療する分節の回旋した横突起の上に母指球を当てる(図2)。
5. 患者を施術者の手の上に回転させて戻し、患者の肘を下げて、頭側の上腕の肘外側部と施術者の上腹部を近づける。
6. 施術者は患者の頭部にもう一方の手を当てて、患者の上半身を屈曲、側屈させる(図3)。
7. 側屈を調整して患者を制限バリアに近づける。
8. 患者をしっかりと保持して、患者に深呼吸させる。
9. 患者の終末呼気時に、機能不全に対して下向き母指球の方向にスラストを行う。
10. 再評価する。

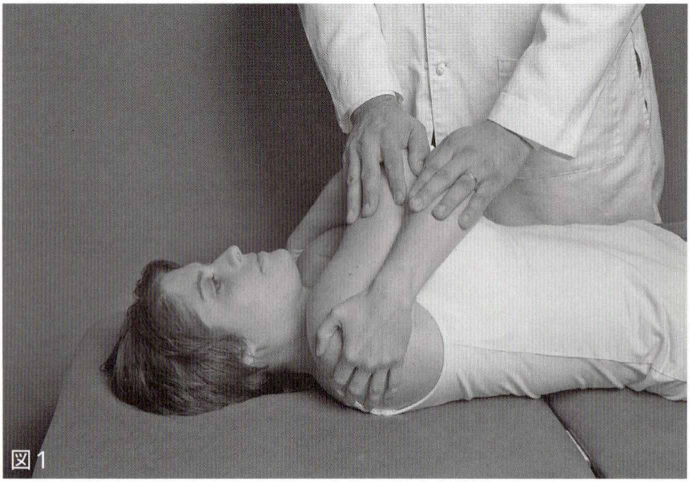
図1

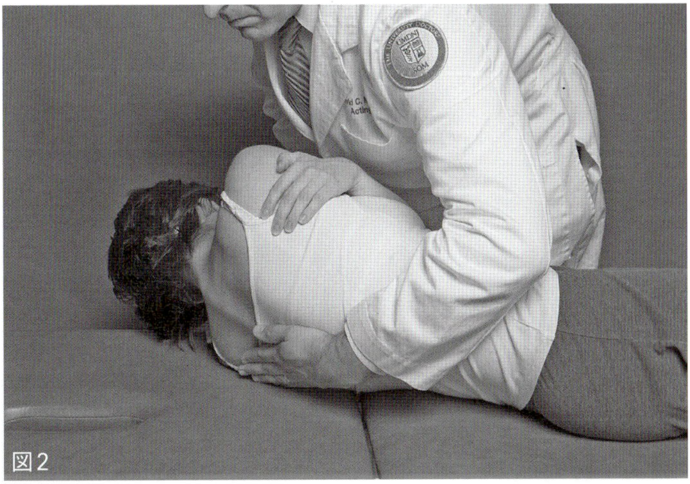

図2

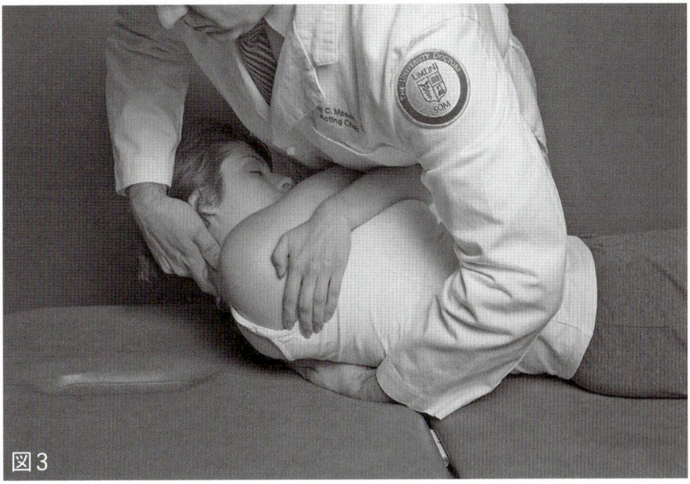

図3

胸部

高速低振幅
腹臥位両上肢スラスト(テキサス)フライエット タイプ2

HVLA-PRONE DOUBLE ARM THRUST [TEXAS] FRYETTE'S TYPE2

1. 患者は腹臥位となる。
2. 施術者は患者の回旋機能不全の反対側に立つ。体性機能不全側の横突起のわずか下方に手の小指球を当てる。
3. 対側の手を同じ胸椎の横突起のわずか上方に、回旋機能不全の反対となるように当てる。
4. スラストを行うために、両手を反対の方向に動かして、機能不全領域の上にある軟部組織のたるみを取り除く。
5. たるみを取り除いた後、施術者の母指球と小指球は治療している分節の横突起の上となる。
6. スラストを行う際、両上肢をロックして、力を保持する。
7. 患者に深く吸気させた後、完全に呼気させ、終末呼気時にスラストを行う。
8. 再評価する。

*訳注：タイプ2は側屈と回旋が同側となる障害。例：右側屈と右回旋障害

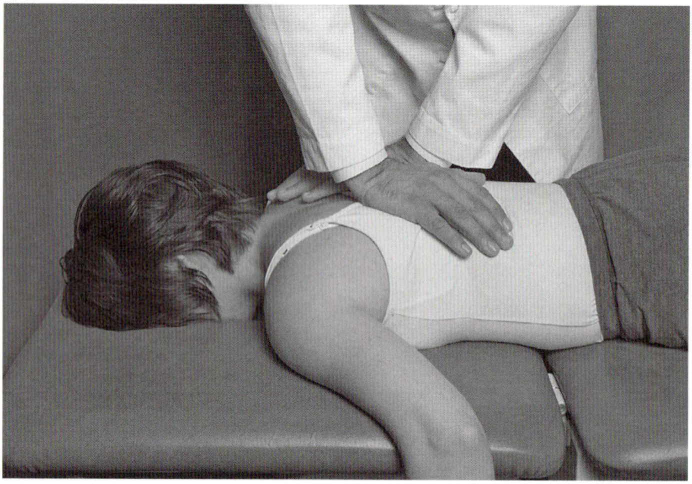

高速低振幅
腹臥位両上肢スラスト(テキサス)フライエット タイプ1
HVLA-PRONE DOUBLE ARM THRUST [TEXAS] FRYETTE'S TYPE1

1. 患者は腹臥位となる。
2. 施術者は患者の回旋機能不全の反対側に立つ。体性機能不全側の横突起のわずか上方に手の小指球を当てる。
3. 対側の手を同じ胸椎の横突起のわずか下方に、回旋機能不全の反対となるように当てる。
4. スラストを行うために、両手を反対の方向に動かして、機能不全領域の上にある軟部組織のたるみを取り除く。
5. たるみを取り除いた後、施術者の母指球と小指球は治療している分節の横突起の上となる。
6. スラストを行う際、両上肢をロックして、力を保持する。
7. 患者に深く吸気させた後、完全に呼気させ、終末呼気時にスラストを行う。
8. 再評価する。

*訳注:タイプ1は側屈と回旋が対側となる障害。例:右側屈と左回旋障害

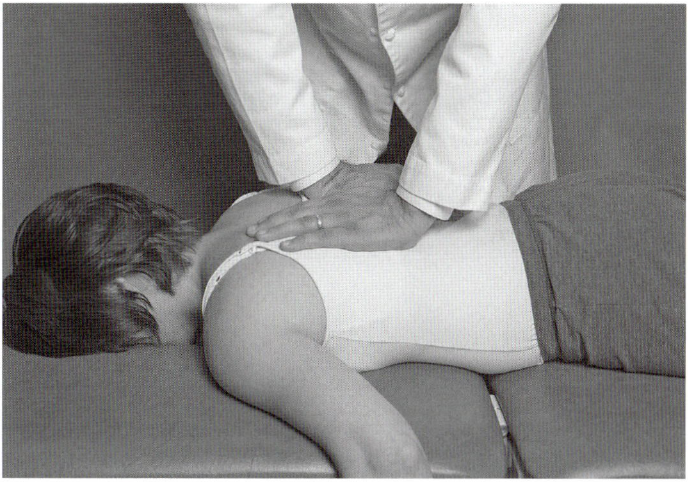

胸部

マイオファッシャル・リリース（直接法）胸筋牽引

MYOFASCIAL RELEASE DIRECT-PECTORAL TRACTION

1. 患者は背臥位となる。
2. 施術者は治療台の頭側に立ち、患者はわずかに上肢を外転させる。
3. 胸筋の外側を把持して、前方、上方にゆっくりと牽引する。
4. 30秒間保持してリリースする。
5. 3〜5回反復する。

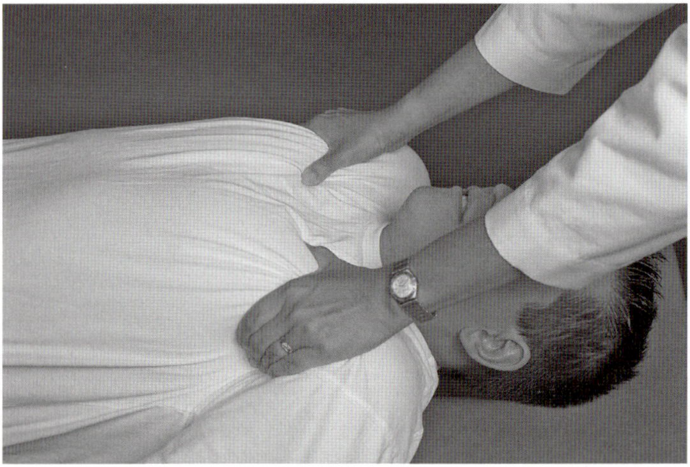

胸部ポンプ

LYMPHATIC-THORACIC PUMP

1. 患者は背臥位となる。
2. 施術者は患者の頭部付近に座り、患者はわずかに上肢を外転させる。
3. 両母指を鎖骨下の胸骨に近いところに当て、両手を第2〜第5肋骨の前外側部に当てる。
4. 患者に深呼吸させる。
5. 患者の呼気に合わせて、呼気を強調させるように、後下方に押す。
6. 3〜5秒間、胸郭に対してポンプ力（毎秒2ポンプ）を加える。
7. 施術者は再度胸郭に抵抗させながら、患者に大きく吸気させ、呼気させる。
8. ステップ5〜7を3〜5回反復する。
9. 患者にもう1度大きく吸気させ、患者が吸気を始めたときに胸郭をすばやく、そして完全にリリースする。
10. 3〜5秒間、胸郭に対してポンプ力（毎秒2ポンプ）を加える。
11. 患者にもう1度大きく吸気させ、患者が吸気を始めたときに胸郭をすばやく、そして完全にリリースする。

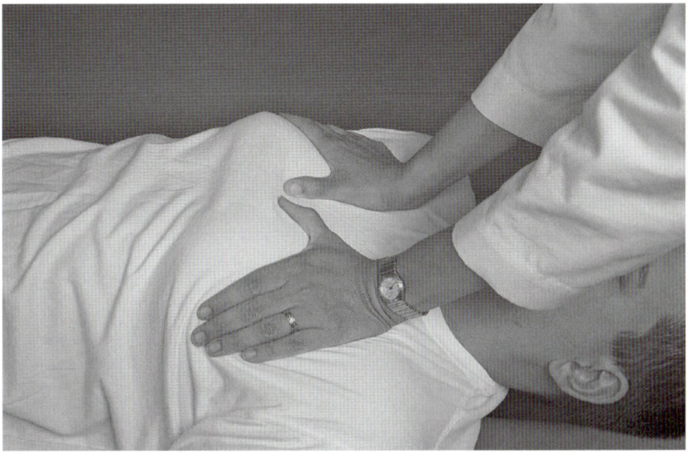

スプリングテクニック（マイオファッシャル・リリース）肋骨挙上

SPRINGING TECHNIQUE [MYOFASCIAL RELEASE] -RIB RAISING

1. 患者は背臥位となる（両手は胸の前に置く）。
2. 施術者は患者の側方に座り、両手の指腹を患者の治療すべき部位、棘突起から約2インチ（約5cm）離れた肋骨の下（横突起のすぐ外側）に当てる。
3. 前腕を治療台に対して外側方向にてことして用い、患者の体幹を前方（胸の方）に持ち上げる。
4. 施術者の両上肢を開始位置に戻すために低くする。
5. 5分間あるいはリリースされるまで反復する。

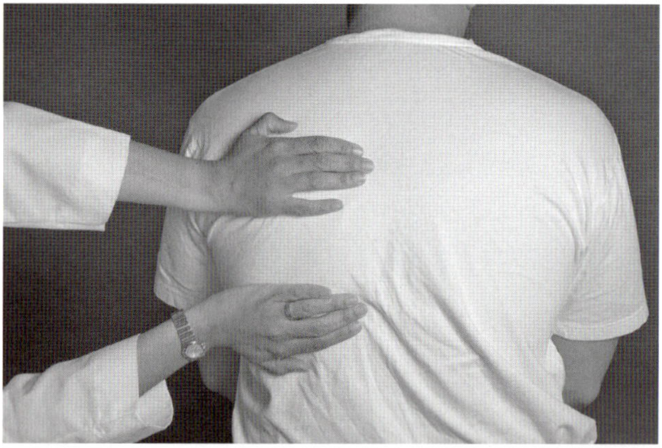

＊訳注：背部から見た手の配置

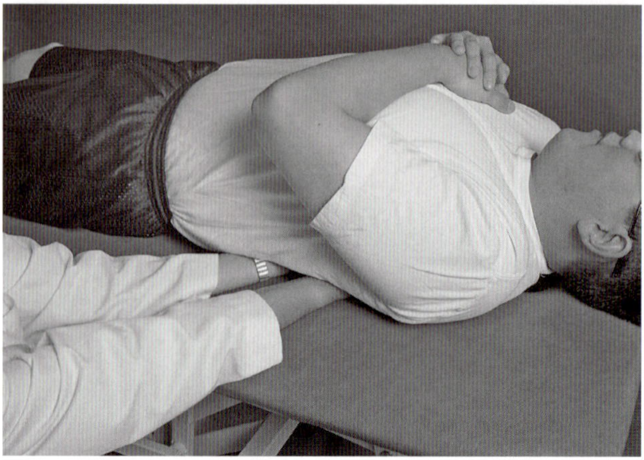

マッスルエナジー　第1・2肋骨吸気機能不全

MUSCLE ENERGY-FIRST OR SECOND RIB INHALATION DYSFUNCTION

1. 患者は背臥位となる。
2. 施術者は患者の頭部付近に座る。患者の頭部を一方の手で保持し、機能不全側の肋骨外側を他方の四指で圧迫する。
3. 患者に深呼吸させ、肋骨の内側に力を加えて呼気を補助しながら、機能不全側に頚部を側屈する。
4. 次の呼吸時に、持続的に肋骨に対して力を加えて、患者の吸気に抵抗し、呼気まで肋骨を保持する。
5. 肋骨の内側に力をさらに加えて呼気を補助しながら、機能不全側に頚部をさらに側屈する。
6. ステップ3～5を3～5回反復する。
7. 患者を中間位に戻し、再評価する。

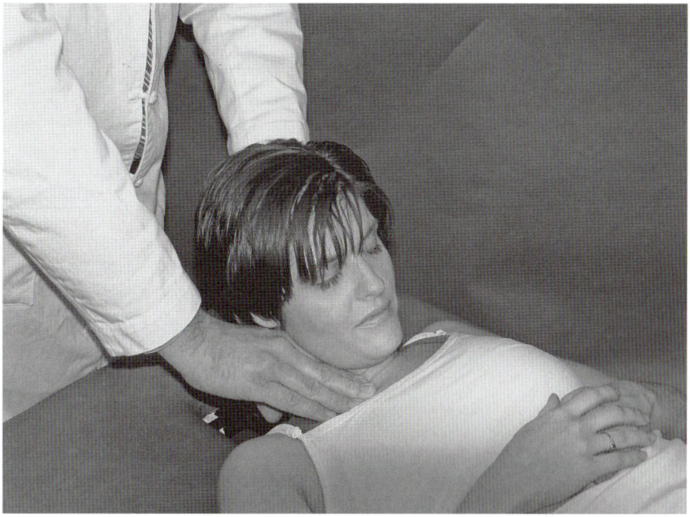

肋骨

マッスルエナジー　第3-10肋骨吸気機能不全

MUSCLE ENERGY-RIBS 3 TO 10 INHALATION DYSFUNCTION

1. 患者は背臥位となる。
2. 施術者は患者の頭部付近に座る。肋骨表面に母指球と小指球を当てる（図1）。（第3-5肋骨はポンプハンドル運動、第6-10肋骨はバケツハンドル運動）
3. 患者に深呼吸させる。
4. 対抗力を加えて、吸気に抵抗する。
5. 患者をさらに呼気位置にしながら、力を加えて呼気を補助する。
6. 機能不全側に屈曲側屈する（下位肋骨になるほど、より屈曲側屈する）（図2）。
7. 3～5回反復する。
8. 患者を中間位に戻し、再評価する。

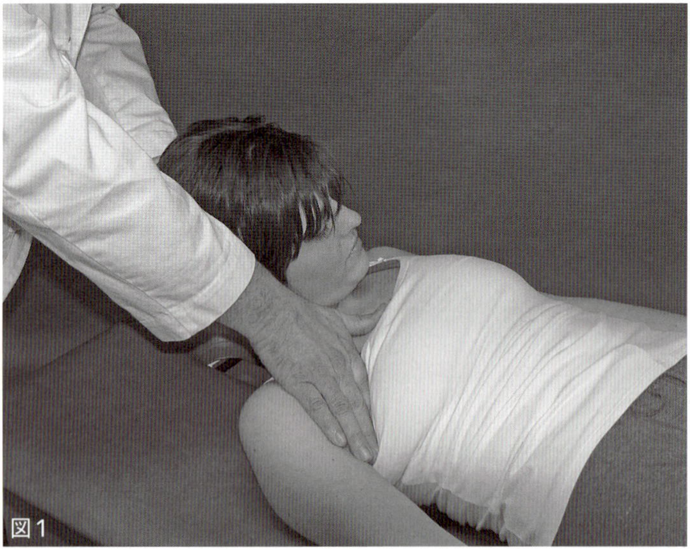
図1

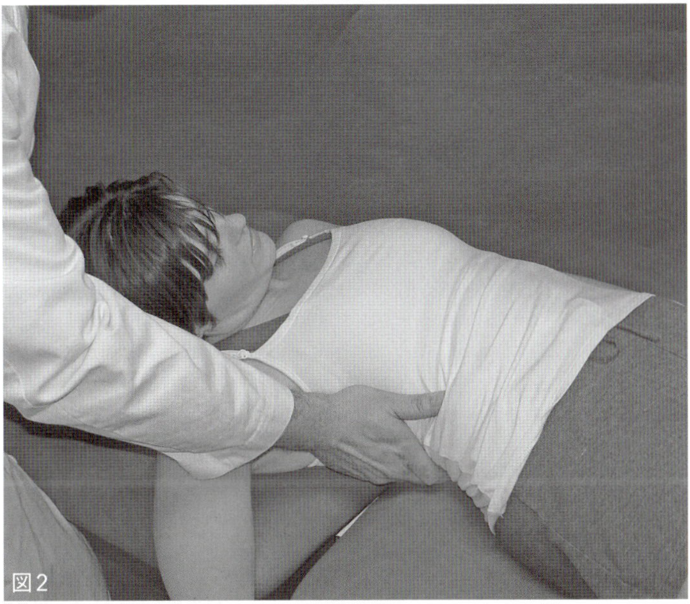
図2

マッスルエナジー 第11･12肋骨吸気機能不全

MUSCLE ENERGY-RIBS 11 AND 12 INHALATION DYSFUNCTION

1. 患者は腹臥位となる。
2. 施術者は患者の機能不全の反対側に立つ。第11・12肋骨上に母指球を当てる。
3. 患者に深呼吸させる。
4. 呼気時に、施術者は母指球にて肋骨を前下方に押し、肋骨の動きに追従し、肋骨を閉じるようにする。
5. ステップ3と4を3〜5回反復する。
6. 再評価する。
7. 患者を中間位に戻す。

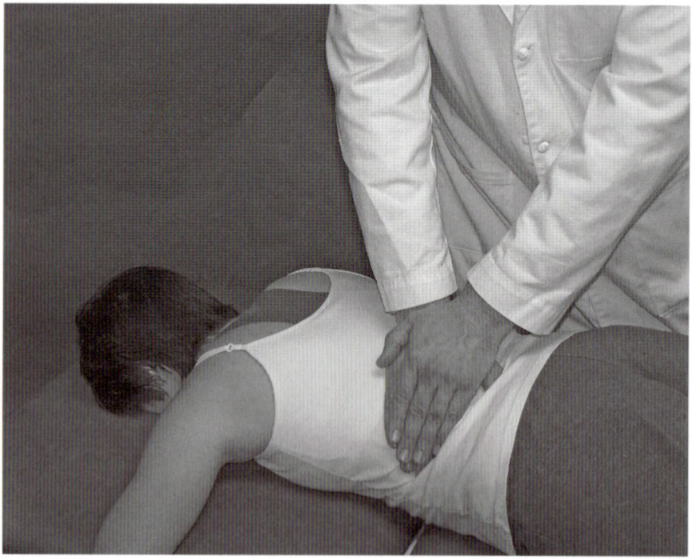

肋骨

マッスルエナジー 第1肋骨呼気機能不全

MUSCLE ENERGY-FIRST RIB EXHALATION DYSFUNCTION

1. 患者は背臥位となる。
2. 施術者は患者の頭部付近の側方に座る。患者の前頭部に、患者の体性機能不全側の手背部を当てさせる。
3. 頭部に当てた手の上に施術者の手をおき、他方の手を第1肋骨後方に当てる。
4. 患者に吸気させ、同時に頭部を挙上するように指示する(前斜角筋と中斜角筋を用いて)。
5. 前頭部に対抗力を加え、第1肋骨を下方から押す(これにより肋骨前方は上方に運動する)。
6. ステップ4と5を3~5回反復する。
7. 患者を中間位に戻す。
8. 再評価する。

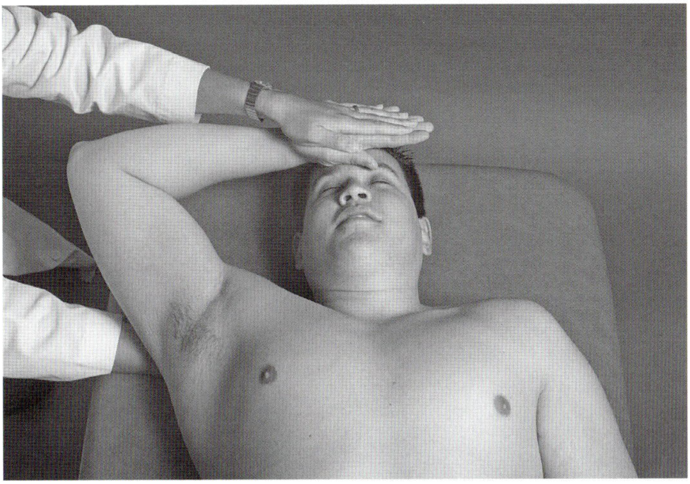

肋骨

マッスルエナジー　第2肋骨呼気機能不全

MUSCLE ENERGY-SECOND RIB EXHALATION DYSFUNCTION

1. 患者は背臥位となる。
2. 施術者は患者の頭部付近の側方に座り、患者の頭部を機能不全と反対側に約30°回旋させる。
3. 患者の前頭部に同側の手背をおかせる。
4. 頭部に当てた手の上に施術者の手をおき、他方の手を第2肋骨後方に当てる。
5. 患者に吸気させ、同時に頭部を挙上するように指示する(後斜角筋を用いて)。
6. 頭部に対抗力を加え、第2肋骨を下方から押す。
7. ステップ5と6を3〜5回反復する。
8. 患者を中間位に戻す。
9. 再評価する。

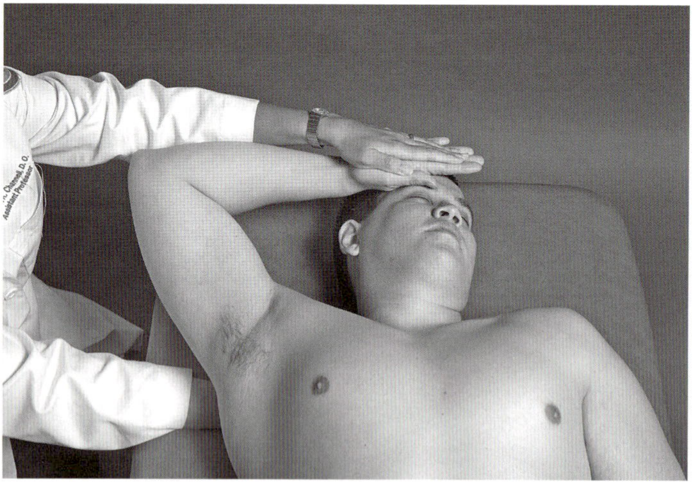

肋骨

マッスルエナジー　第3-5肋骨呼気機能不全

MUSCLE ENERGY-RIBS 3 TO 5 EXHALATION DYSFUNCTION

1. 患者は背臥位となる。
2. 施術者は患者の機能不全側に座り、患者の肩を外転させ、肘を90度屈曲させる。
3. 患者の上肢の上に、施術者の一方の手を当てる。
4. 施術者の他方の手を機能不全の原因となっている肋骨に当てる（呼気機能不全の鍵となる肋骨は、上部肋骨であることを忘れずに!）。
5. 患者に深呼吸させ、同時に肘を天井に向けて挙上させる（小胸筋を用いて）。
6. 患者に吸気させながら、患者の上肢の上に当てた手により、この運動に抵抗し、第3-5肋骨の肋骨角に牽引を加える。
7. 3回反復する。
8. 再評価する。

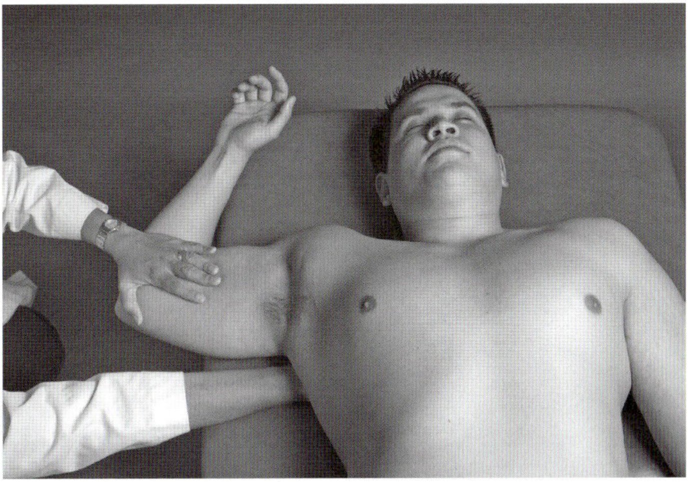

マッスルエナジー　第6-10肋骨呼気機能不全

MUSCLE ENERGY-RIBS 6 TO 10 EXHALATION DYSFUNCTION

1. 患者は背臥位となる。
2. 施術者は患者の機能不全側に座る。
3. 患者に機能不全側の肩を外転させる。
4. 施術者は障害のあるレベルの肋骨の下に手を当て、他方のより頭側の手を患者の肘に当てる。
5. 患者に深呼吸させる。
6. 吸気時に、患者に上肢を下げるように指示する(前鋸筋を用いて)。
7. 患者に吸気させながら、対抗力によりこの運動に抵抗し、第6-10肋骨の肋骨角に牽引を加える。
8. 3回反復する。
9. 再評価する。

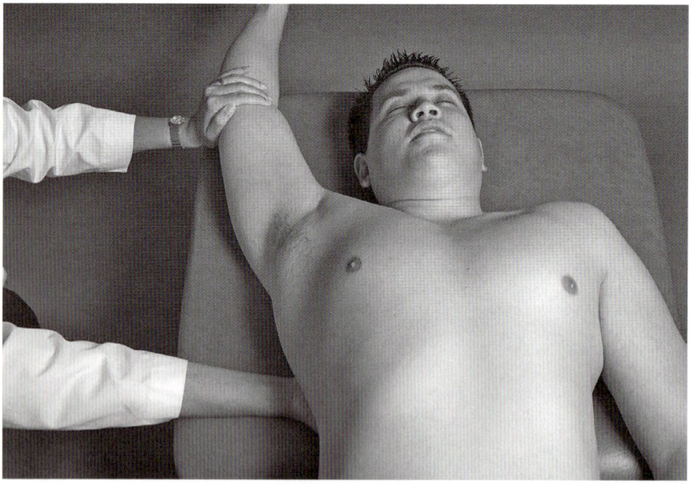

マッスルエナジー　第11・12肋骨呼気機能不全

MUSCLE ENERGY-RIBS 11 TO 12 EXHALATION DYSFUNCTION

1. 患者は腹臥位となる。
2. 施術者は患者の機能不全の反対側に立つ。第11・12肋骨の上に母指球を当てる。
3. 患者に深く吸気させる（腰方形筋と横隔膜を用いる）。
4. 吸気時に、肋骨に母指球を当て押し下げ、外側に押す。肋骨の運動に合わせて、肋骨を広げる（キャリパー動作）。
5. ステップ3と4を3〜5回反復する。
6. 再評価する。

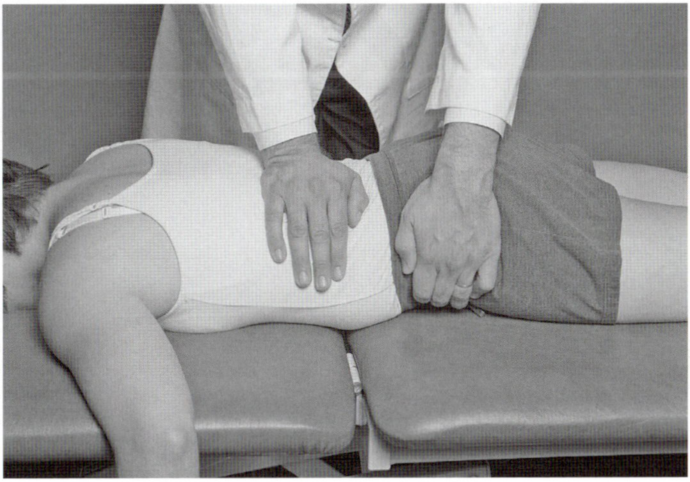

腰椎

カウンターストレイン 後方圧痛点

COUNTERSTRAIN-POSTERIOR TENDERPOINTS

1. 患者は腹臥位となる。
2. 施術者は患者の機能不全の反対側に立つ。頭側の手を圧痛点に当てる。
3. 機能不全側の患者の膝を屈曲させる。
4. 施術者は尾側の手を患者の屈曲した膝に当てる。
5. 圧痛点が少なくとも70%改善するまで股関節を伸展・外転させる。
6. 最大限の改善を得るために、股関節を内外旋させる。
7. 90秒間あるいはリリースできるまで保持する。
9. 圧痛点を再評価する(代替法として、患者の機能不全側に立ち、治療台の上に屈曲した膝をのせて、患者の下肢を支持することができる)。

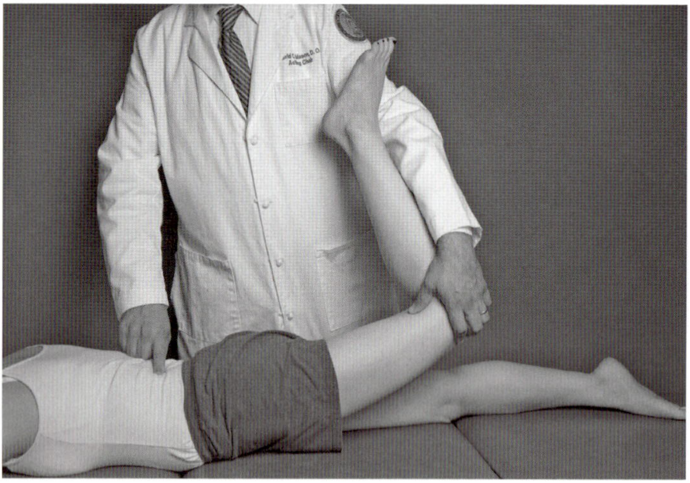

腰椎

カウンターストレイン 前方圧痛点

COUNTERSTRAIN-ANTERIOR TENDERPOINTS

1. 患者は背臥位となる。
2. 施術者は患者の機能不全の反対側に立つ。頭側の手を圧痛点に当てる
3. 患者の機能不全側の膝と股関節を屈曲させ、その下に対側の下肢を屈曲させる。そして施術者は、治療台に足をのせ、その膝の上に患者の両下肢をのせる。
4. 両下肢を屈曲させ、圧痛点が70%改善するまで両下肢をレバーとして腰椎を側屈・回旋させる。
5. 90秒間あるいはリリースできるまで保持する。
6. 他動的に中間位に戻る。
7. 圧痛点を再評価する。

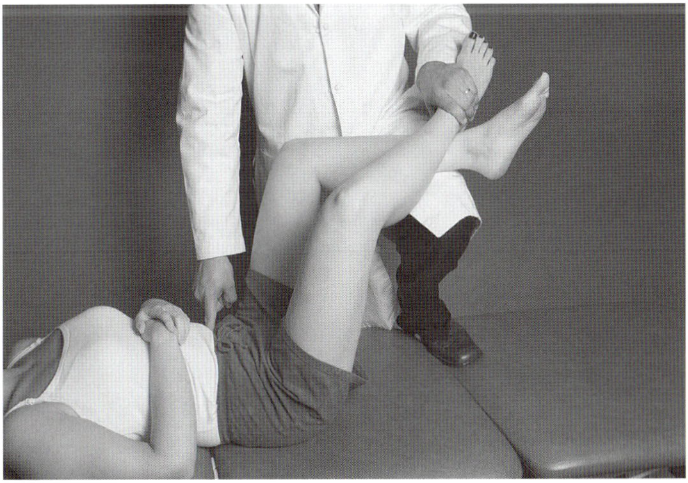

腰椎

マイオファッシャル・リリース（直接法）垂直ストレッチ

MYOFASCIAL RELEASE DIRECT-PERPENDICULAR STRETCH

1. 患者は腹臥位となる。
2. 施術者は患者の機能不全の反対側に立つ。傍脊柱筋に手を当て、母指球と小指球を脊柱に対して垂直にする。
3. 筋膜構造が柔らかくなったと感じるまで、約3秒間、傍脊柱筋を外側にストレッチを行う。
4. すべての機能不全のレベルに対して反復する。
5. 再評価する。

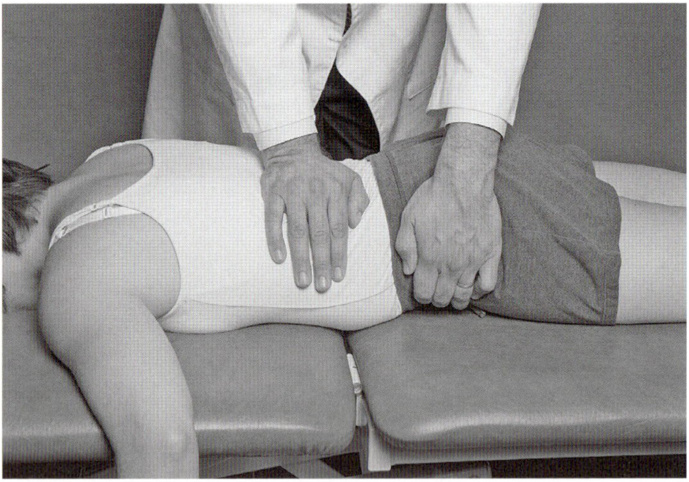

マッスルエナジー

MUSCLE ENERGY

1. 患者を座位にする。
2. 施術者は患者の背部に立つ。患者に肘あるいは肩を把持させ、施術者の母指球を回旋機能不全側に当てる。
3. 施術者は、もう一方の手で患者の屈曲した上肢を把持する。
4. 患者を前方に屈曲（スランプ）させ、治療しようとする機能不全の部分が母指球の下になるようにする。
5. バリアに向かって、側屈、回旋する。
6. 患者に施術者の抵抗する力に逆らって、体を元に戻させる。
7. 3〜5秒間保持し、屈曲する
8. 新しいバリアに向かって、回旋、側屈する。
9. ステップ6〜8を3〜5回反復する。
10. 患者を中間位に戻す。
11. 再評価する。

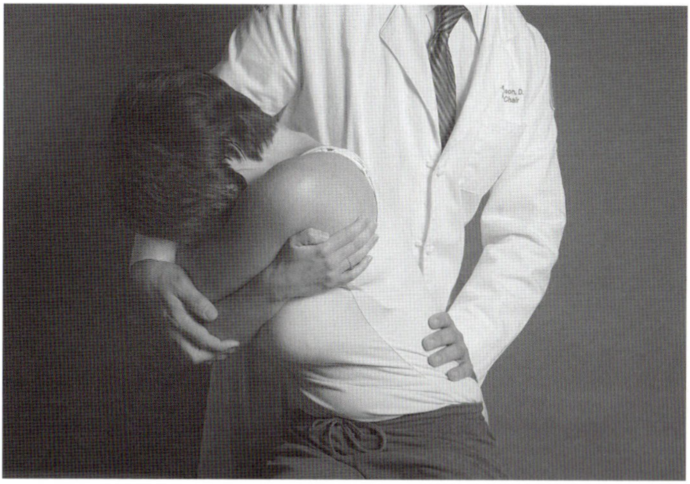

腰椎

高速低振幅 腰椎ロール

HVLA-LUMBER ROLL

1. 施術者は患者の前に立つ。
2. 患者は機能不全側を上にした側臥位となる。
3. 施術者は頭側の手で、制限されている脊椎分節を触診しながら(腰椎上部では、さらに屈曲させる)、患者の下肢を屈曲させる(図1)。
4. 制限された分節で運動を触診できるまで調整する。
5. 上の下肢の屈曲を保持しながら、下の下肢を伸展させる。
6. 患者の下の上肢をつかみ、患者の胸椎を治療台に対してできるだけ平坦になるように患者を回転させる(図2)。
7. 患者に両手で肘を把持させる。
8. 患者の組んだ上肢の下で施術者は患者を自分の頭側の前腕で固定し、上半身を保持しながら、患者の胸郭に前腕を当てる(図3)。
9. 患者の腸骨稜に、施術者は尾側の前腕を当てる(P.180 図4)。
10. 患者を回旋させて、捻転により腰椎領域のたるみを取り除く。
11. 患者に深呼吸させる。そして呼気させる。患者が呼気するにつれて、尾側の前腕を呼気に合わせて制限バリアに近づける。
12. あなたの体重を前下方の尾側の前腕に落とすことにより、スラストを行う。
13. 患者を中間位に戻す。
14. 再評価する。

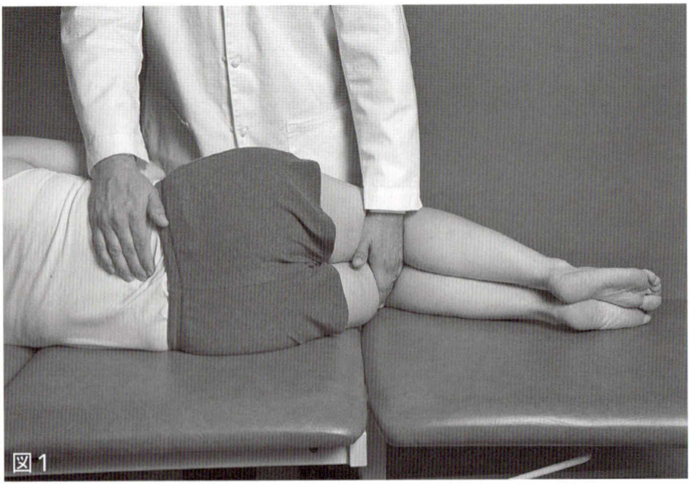

図1

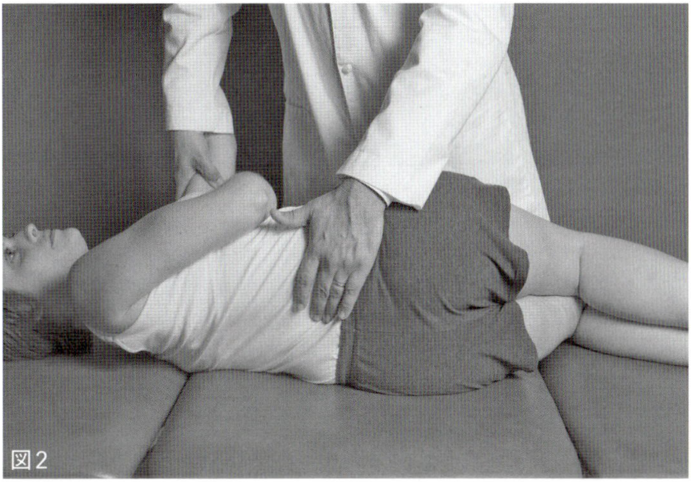
図2

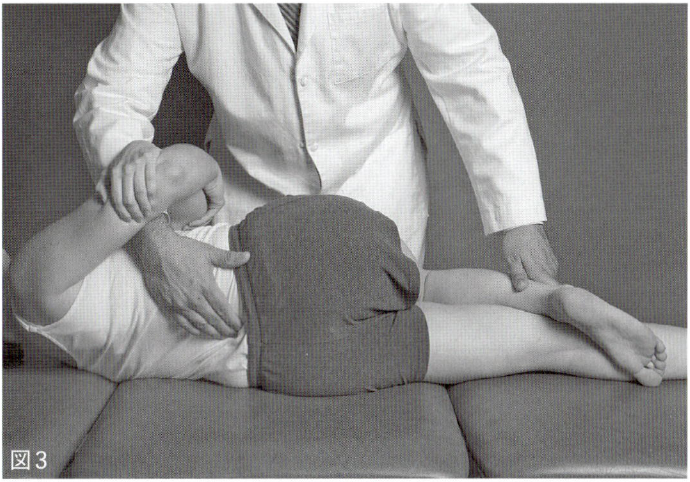
図3

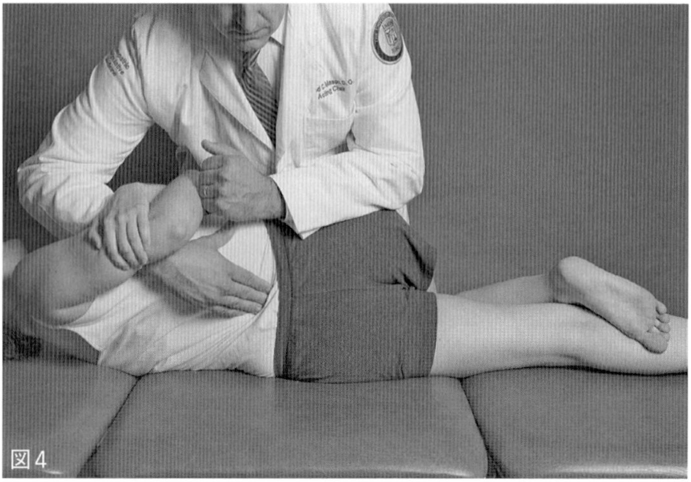
図4

腹部

マイオファッシャル・リリース 横隔膜ドーム

MYOFASCIAL RELEASE-DOMING OF THE DIAPHRAGM

テクニック 腹部

1. 患者は背臥位となる。
2. 施術者は患者の側方に立ち、患者の胸郭下縁を手で把持する。指を大きく広げて、母指と母指球を肋骨縁のすぐ下に当てる。
3. 患者に深呼吸させ、そして呼気させる。
4. 母指と母指球により、患者の呼吸に合わせて横隔膜運動を強調させ、胸郭を回旋、側屈する。
5. 3～5回反復する。
6. 再評価する。

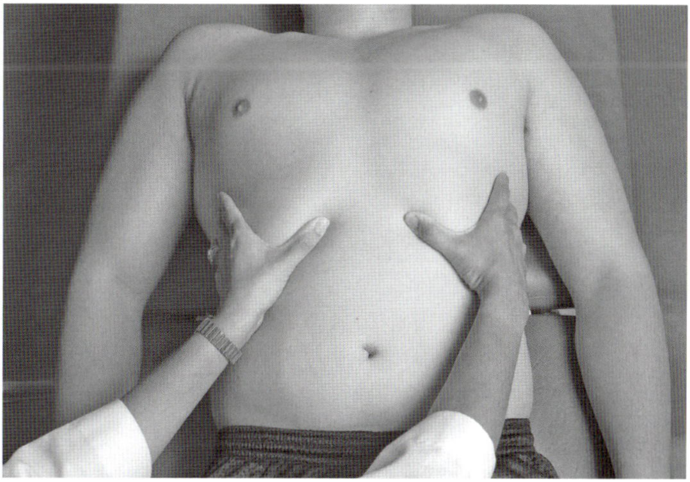

マイオファッシャル・リリース(直接法) 側副神経節リリース

MYOFASCIAL RELEASE DIRECT-COLLATERAL GANGLION RELEASE

1. 患者は背臥位となる。
2. 施術者は患者の側方に立ち、治療すべき側副神経節の領域を触診し(図1:腹腔神経節/図2:上腸間膜神経節/図3:下腸間膜神経節)、組織構造の制限バリアを評価する。
3. 患者の制限バリアへの運動により、評価する。
4. リリースが感じられる(あるいは患者が耐えられる限界)まで、緊張がある部位に対してゆっくりと後方への圧を加える。

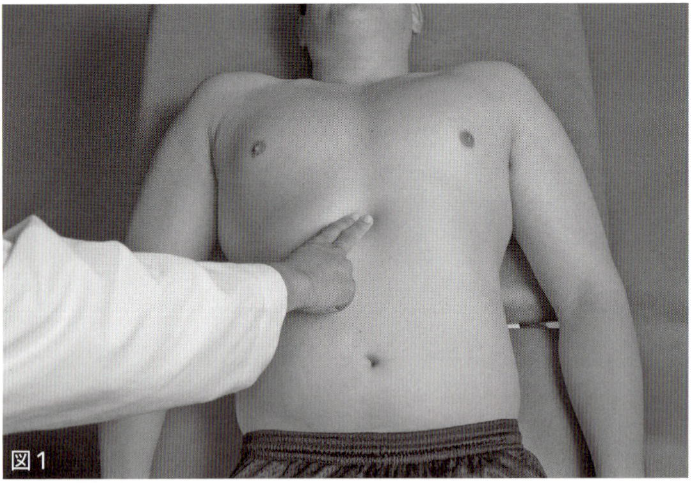
図1

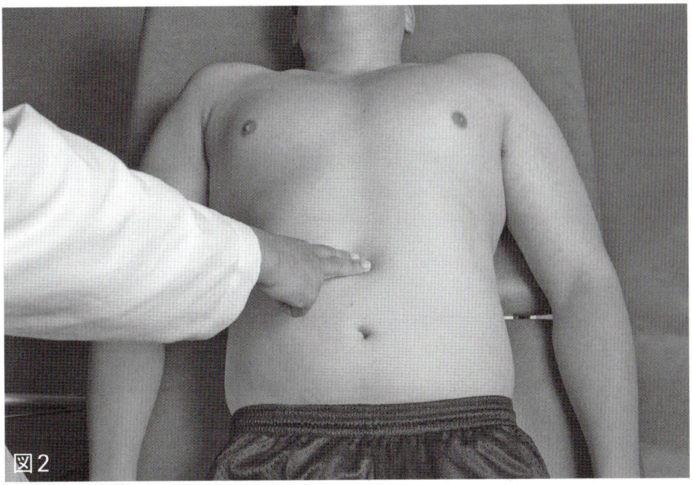
図2

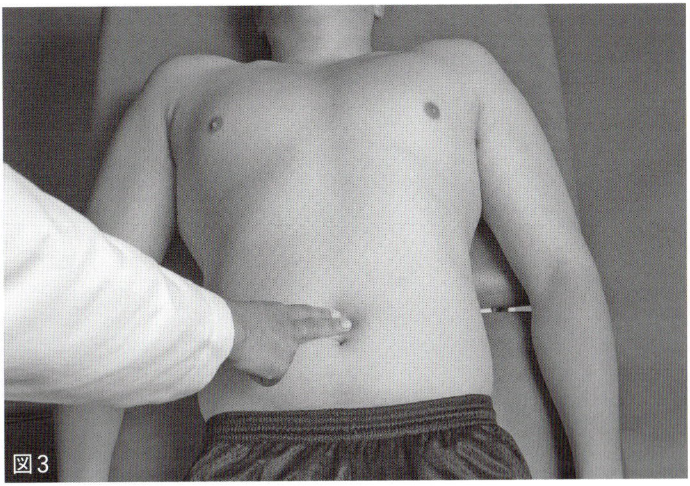
図3

チャップマン反射

抑制治療

INHIBITION TREATMENT

1. チャップマン反射を行う部位を探す。
2. 母指と示指を用いて、10〜30秒間回旋圧を加える。
3. 圧痛点を再評価する。

マッスルエナジー　寛骨前方回旋機能不全

MUSCLE ENERGY-ANTERIOR INNOMINATE ROTATION DYSFUNCTION

1. 患者は背臥位となる。
2. 施術者は患者の側方に立ち、機能不全の下肢を屈曲させる。
3. 患者の膝を持ち、制限バリアまで下肢を屈曲させる。
4. 施術者が同じ対抗力を3〜5秒間保持している間、施術者に向かって患者に（ハムストリングスと殿筋を用いて）押し戻すように指示する。
5. 患者にリラックスするように指示する。
6. 次の制限バリアに向けて、患者の股関節をさらに屈曲させる。
7. 3〜5回反復する。
8. 患者を中間位に戻す。
9. 再評価する。

代替法として、施術者の上半身の力の代わりに、屈曲させた下肢の上に、施術者の肩を当て体重を用いて、さらに前方に寄りかかることにより、制限バリアに近づくことができる。

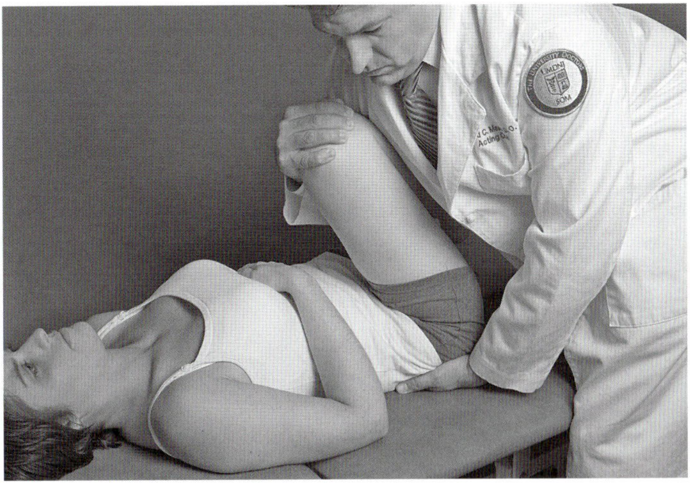

マッスルエナジー 寛骨後方回旋機能不全（背臥位）

MUSCLE ENERGY-POSTERIOR INNOMINATE ROTATION DYSFUNCTION: PATIENT SUPINE

1. 患者を背臥位にし、できるだけ治療台の端に近づける。
2. 施術者は機能障害側の治療台の側方に立ち、対側のASISの部分で患者を固定する。
3. 機能不全側の股関節を伸展させるために、患者の下肢を治療台からおろす。
4. 患者の膝に手を当てて、制限バリアに向けて股関節を伸展させる。
5. 施術者が同じ対抗力を3～5秒間保持している間、施術者に向かって患者に（大腿直筋、縫工筋、腸骨筋を用いて）押し戻すように指示する。
6. 患者にリラックスするように指示する。
7. 次の制限バリアに向けて、患者の股関節をさらに伸展させる。
8. ステップ4～6を3～5回反復する。
9. 患者を中間位に戻す。
10. 再評価する。

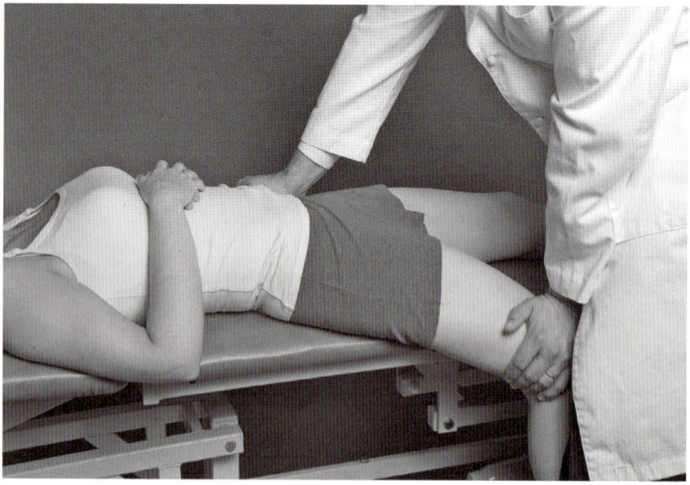

マッスルエナジー 寛骨後方回旋機能不全（腹臥位代替法）

MUSCLE ENERGY-POSTERIOR INNOMINATE ROTATION DYSFUNCTION: ALTERNATE PRONE SETUP

1. 患者は腹臥位となる。
2. 施術者は患者の機能不全の反対側に立つ。患者の機能不全側の膝を屈曲する。
3. 尾側の手を患者の膝を持ち、制限バリアまで股関節を伸展する。
4. 患者に機能不全側の膝を治療台に向けて3～5秒間、等尺性収縮にて押し下げてもらう。
5. 患者にリラックスするように指示する。
6. 次の制限バリアに向けて、患者の股関節をさらに伸展させる。
7. これを3～5回反復する。
8. ステップ4～6を3～5回反復する。
9. 患者を中間位に戻す。
10. 再評価する。

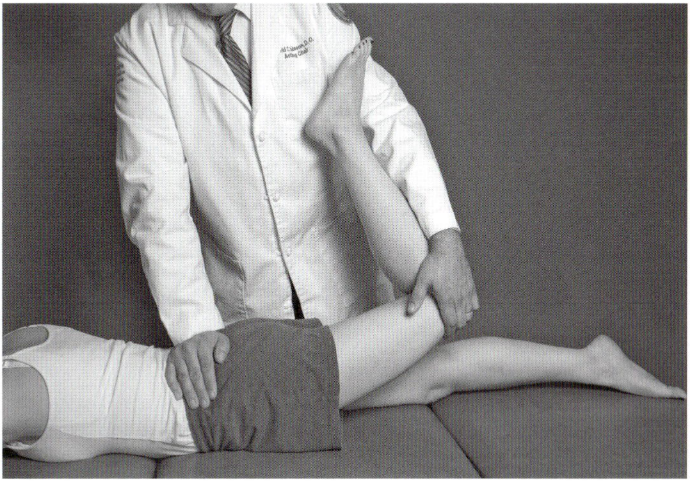

マッスルエナジー インフレア機能不全

MUSCLE ENERGY-INFLARE DYSFUNCTION

1. 患者は背臥位となる。
2. 施術者は患者の機能不全がある腸骨側に立つ。
3. 患者の機能不全側の膝を屈曲させて、足部を対側の膝の上に当てる(4の字の位置)。
4. 施術者の尾側の手を非機能不全側の上前腸骨棘に当てる(治療中、このように骨盤を固定する)。
5. 機能不全側の膝に頭側の手を当てる。
6. 制限バリアまで膝に力を加える。
7. 患者にあなたの力に対抗するように指示する。
8. 3〜5秒間保持する。
9. 患者にリラックスするように指示する。
10. ステップ8と9を3〜5回反復し、その度に患者を新しい制限バリアに動かす。
11. 下肢を中間位に戻す。
12. 再評価する。

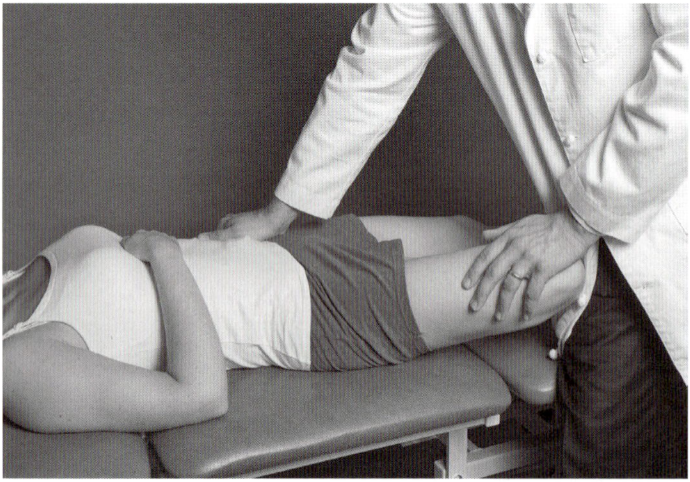

寛骨

マッスルエナジー アウトフレア機能不全

MUSCLE ENERGY-OUTFLARE DYSFUNCTION

1. 患者は背臥位となる。
2. 施術者は患者の機能不全側に立つ。
3. 患者の膝を90度屈曲させる。
4. 膝を90度屈曲して、対側の外側に足底部を平らとなるようにつける。
5. 施術者は治療台に座り、患者の下肢を手あるいは体幹で固定させる。
6. 制限バリアまで内側方向に力を加える。
7. 他方の手を患者の下に入れ、上後腸骨棘にて外側方向に牽引を加える。
8. 患者に、施術者の力に対抗するように指示する。3〜5秒間保持する。
9. 患者にリラックスするように指示する。
10. 新しい制限バリアに患者を動かす。
11. ステップ9と10を3〜5回反復する。
12. 下肢を中間位に戻す。
13. 再評価する。

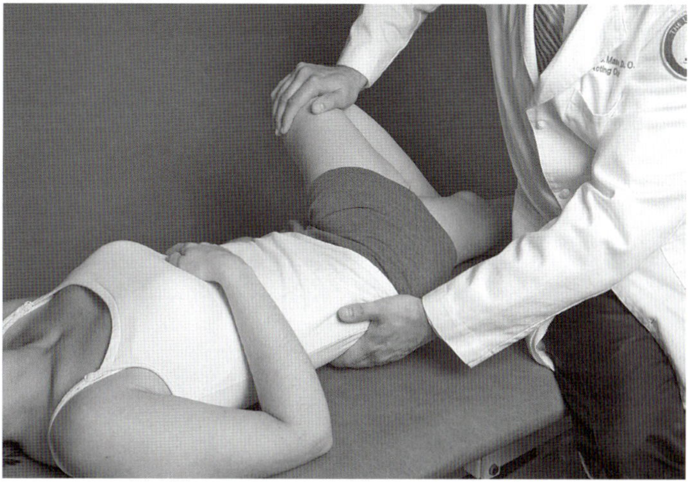

仙骨

マッスルエナジー　前方捻転

MUSCLE ENERGY-ANTERIOR TORSION

例えば、右傾斜軸に対して右回旋の場合(R on R)。

1. 患者は側臥位となり、右機能不全の傾斜側を上(治療台からはなれる方向)にする。
2. 施術者は患者と向き合うように立ち、患者の股関節と膝関節を90度屈曲させる。
3. 患者の右上肢を用いて、患者を回転させて体幹を上向きにする。
4. 仙骨底を触診する。
5. 患者の足部を制限バリアとなるまで天井方向に持ち上げる。
6. 患者に左大殿筋を用いて足部を床方向に押させ、また左仙骨底を3〜5秒間後方に引かせ、その後リラックスする。
7. ステップ5と6を3〜5回反復する。

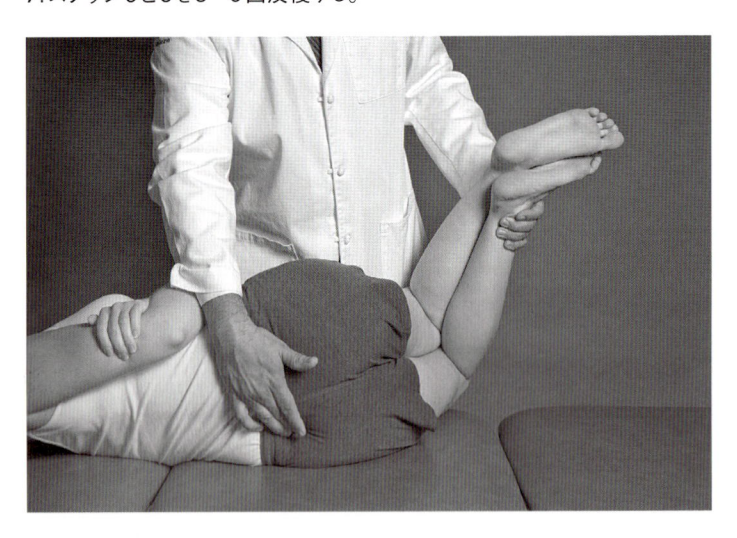

マッスルエナジー 後方捻転

MUSCLE ENERGY-POSTERIOR TORSION

例えば、左傾斜軸に対して右回旋の場合(R on L)。

1. 患者は側臥位となり、左機能不全の傾斜軸を下(治療台方向)にする。
2. 患者の股関節と膝関節を90度屈曲させる。
3. 施術者は患者と向き合うように立ち、患者の右上肢を用いて患者を回転させ、体幹を上向きにする。
4. 仙骨底を触診する。
5. 上(右)の下肢を屈曲させ、少し屈曲させた左下肢の上に交差させる。
6. 患者の上側の膝を制限バリアとなるまで床方向に押す。
7. 患者に右の梨状筋を用いて下肢を天井に持ち上げさせ、右仙骨底を3〜5秒間、前方に運動させ、その後リラックスする。
8. ステップ6と7を3〜5回反復する。

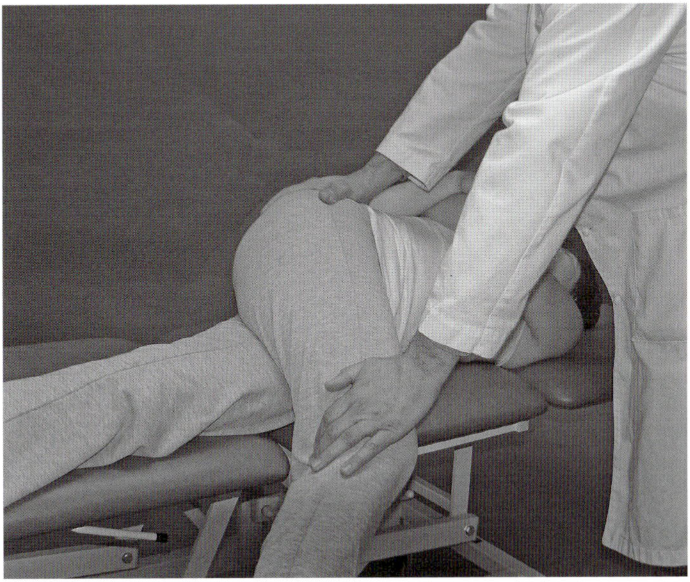

下肢

ペダルポンプ

LYMPHATIC PEDAL PUMP

1. 患者は背臥位となる。
2. 施術者は患者の足側に立ち、両手で患者の足関節を完全に背屈させる。
3. 背屈を緩めないで、足底にポンプ力（毎秒2ポンプ）を加えると、患者の全身が動く。
4. 3〜5分間持続する。

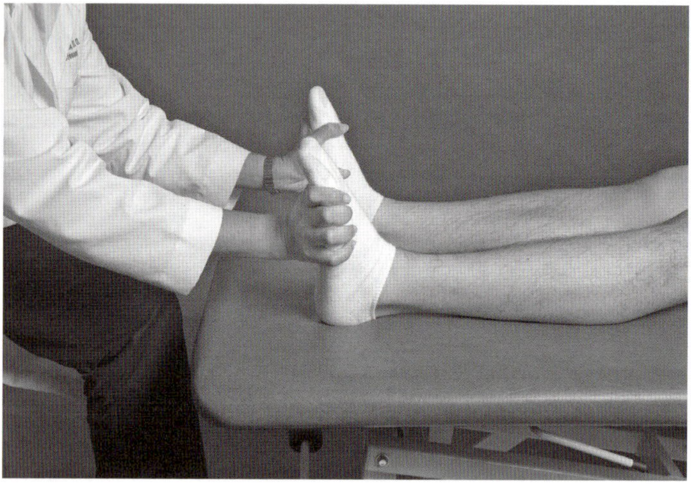

下肢

リンパ手技

LYMPHATIC-EFFLEURAGE

1. 患者は背臥位となる。
2. 施術者は患者の機能不全側に座る。
3. 骨盤に向かって、軟部組織に円を描くように力を加える(図1)。
4. 浮腫部位が終わるまで、より遠位方向からこの動作を反復する(図2)。

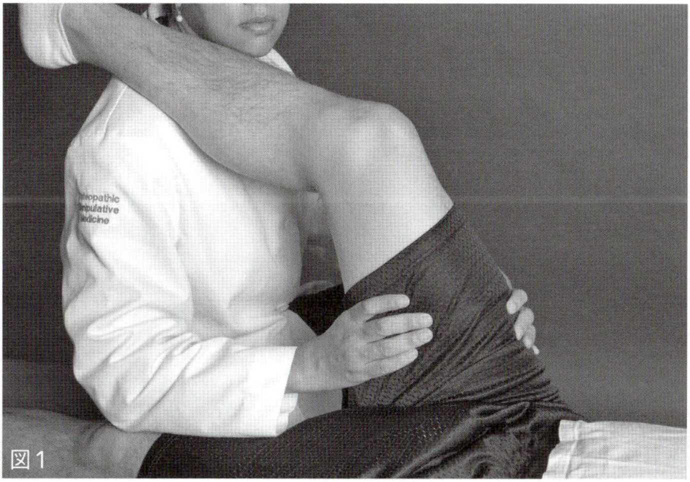

図1

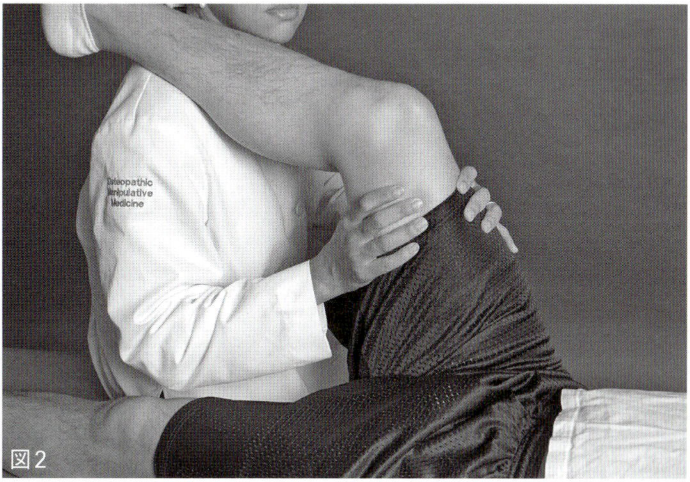

図2

マッスルエナジー 腰筋過緊張

MUSCLE ENERGY-PSOAS HYPERTONICITY

1. 患者は腹臥位となる。
2. 施術者は患者の機能不全の反対側に立つ。患者に機能不全側の膝を屈曲するように指示する。
3. 施術者の頭側の手をT12〜L2の傍脊柱筋にあて、尾側の手で患者の膝を屈曲させる。
4. 患者の股関節を制限バリアまで伸展させる。
5. 腰筋を等尺性に収縮させ、下肢を治療台に近づけ、3〜5秒保持する。そして、患者にリラックスするように指示し、次のバリアまで動かす。
6. ステップ4と5を3〜5回反復する。

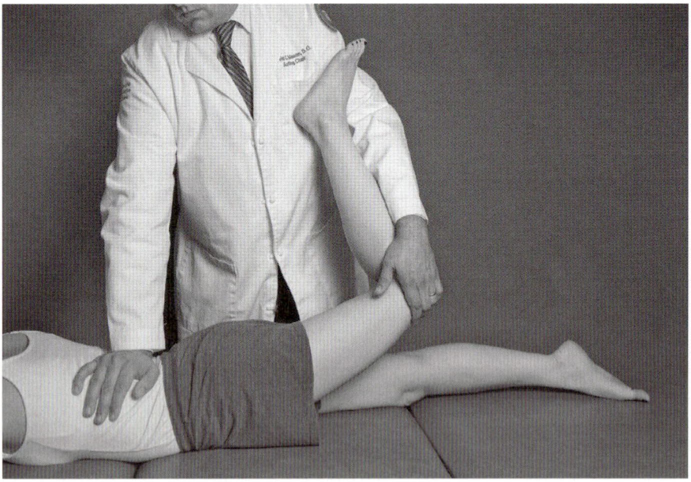

マッスルエナジー　梨状筋過緊張

MUSCLE ENERGY-PIRIFORMIS HYPERTONICITY

1. 患者は背臥位となる。
2. 施術者は機能不全側の患者の側方に立つか座る。そして、患者に機能不全側の股関節と膝関節を屈曲するように指示する。
3. 患者の股関節を制限バリアまで内旋させる。
4. 梨状筋を等尺性に収縮させ、股関節を外旋させ、3〜5秒保持する。
5. 患者にリラックスするように指示し、次のバリアまで動かす。
6. 3〜5回反復する。

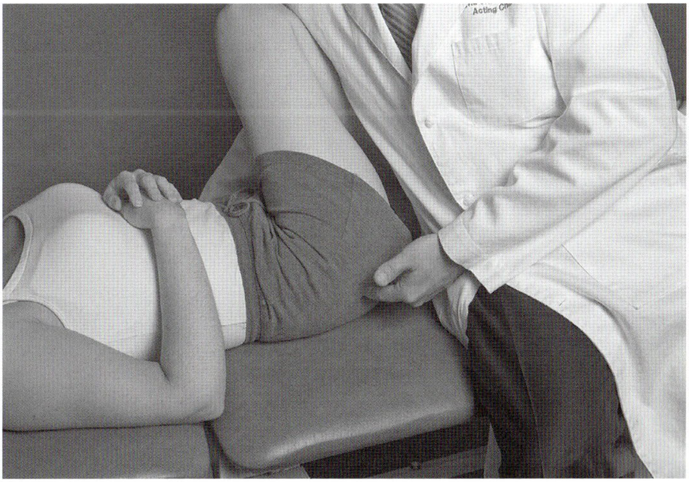

カウンターストレイン 腰筋過緊張

COUNTERSTRAIN-PSOAS HYPERTONICITY

1. 患者は背臥位となる。
2. 施術者は腸腰筋に沿って圧痛点を探し、示指で確かめる。
3. 施術者は患者の機能不全側に立つ。他動的に股関節と膝関節を屈曲させ、圧痛点における圧痛が減少する位置を探す。
4. 最も圧痛が少なくなる位置となるように、さらに位置を調整する（最低70%改善する）。
5. 90秒間あるいはリリースが得られるまで保持する。
6. 患者の助けなしに、患者を中間位まで戻す。
7. 再評価する。

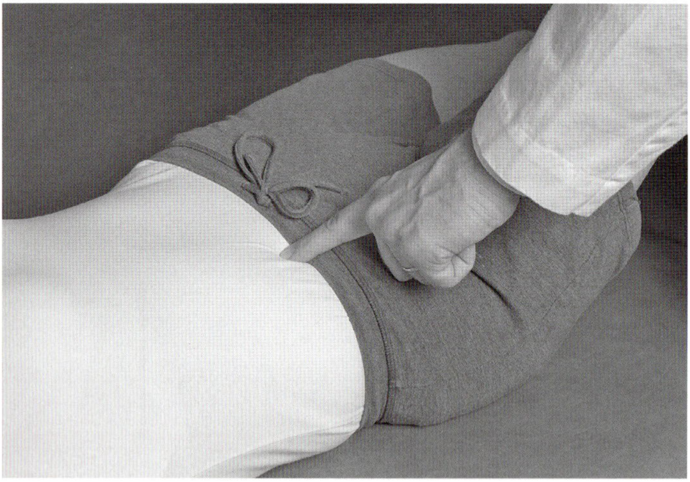

カウンターストレイン 梨状筋過緊張

COUNTERSTRAIN-PIRIFORMIS HYPERTONICITY

1. 患者は背臥位となる。
2. 施術者は梨状筋に沿って圧痛点を探し、示指で確かめる。
3. 施術者は患者の機能不全側に立つか座り、他動的に膝関節を屈曲(図1)、股関節を外旋させ(図2)、圧痛点における圧痛が減少する位置を探す。
4. 最も圧痛が少なくなる位置となるように、さらに位置を調整する(最低70%改善する)。
5. 90秒間あるいはリリースが得られるまで保持する。
6. 患者の助けなしに、患者を中間位まで戻す。
7. 再評価する。

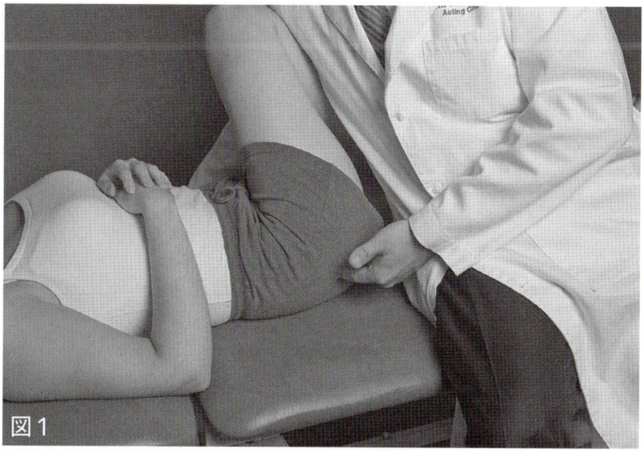

図1

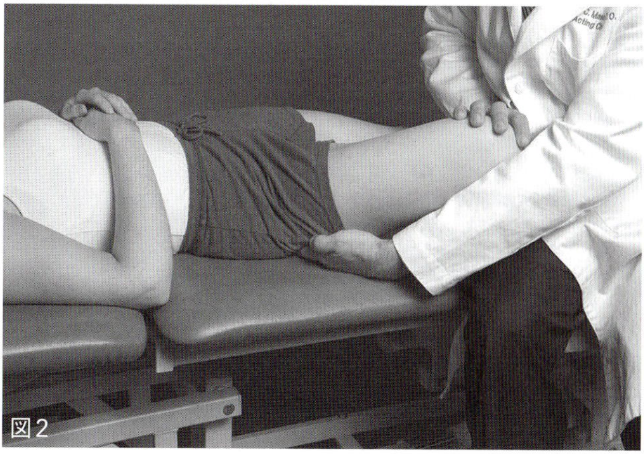

図2

付録 B

特殊検査

牽引検査（椎間孔圧迫）

DISTRACTION TEST

1. 患者は座位となる。
2. 施術者は患者側に立ち、両手で患者の下顎と後頭部を把持して、頭側に引く。
3. 頸部痛が緩解すれば、検査は陽性となる。

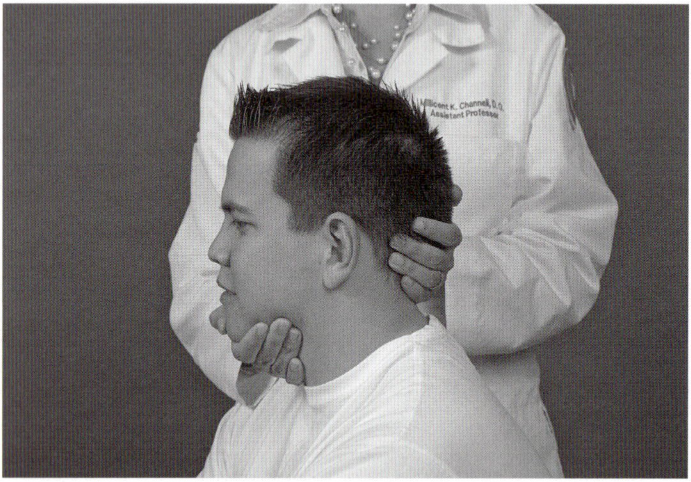

本検査に関連する潜在的な体性機能不全

検査による疼痛は、頸胸椎の傍脊柱筋の痙縮を示唆する。

圧迫検査（椎間孔圧迫）

COMPRESSION TEST

1. 患者は座位となる。
2. 施術者は患者の背部に立ち、患者の頭部を優しく下方に押す。
3. 頚部痛が誘発されれば、検査は陽性となる。

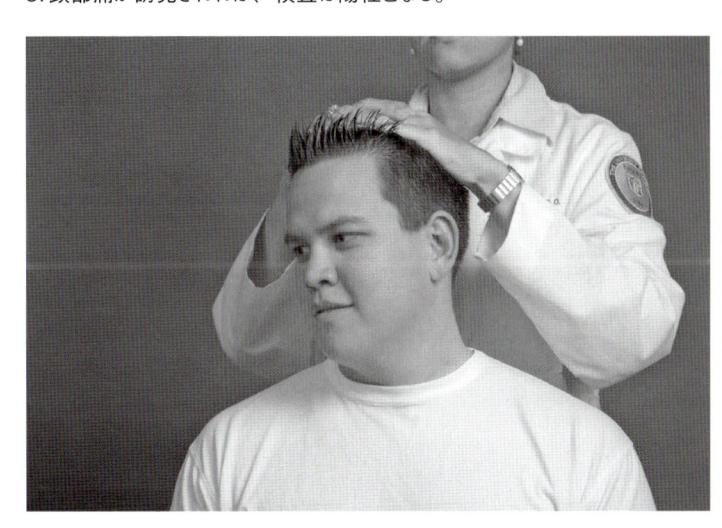

バルサルバ検査
（椎間板症、脊髄腫瘍、占拠性病変）

VALSALVA TEST

1. 患者は座位となる。
2. 患者に、息を止めて腹部に力を入れさせる。
3. 頚部痛が誘発されれば、検査は陽性となる。

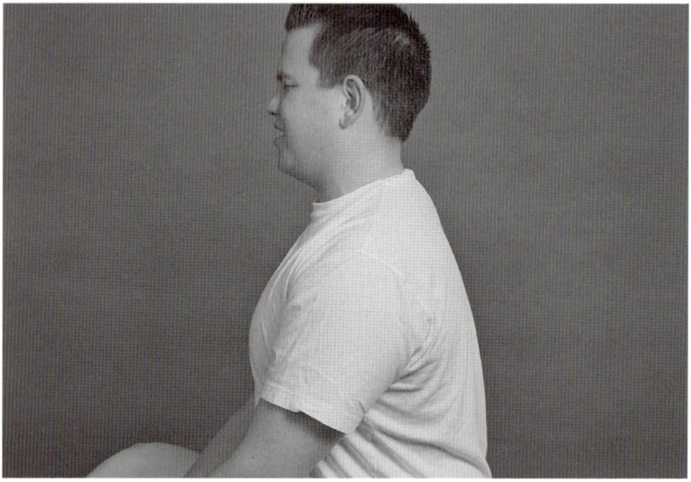

嚥下検査
(頸椎前部にある感染症、骨増殖体、血腫または腫瘍の可能性)

SWALLOWING TEST

1. 患者は座位となる。
2. 患者に、嚥下するように指示する。
3. 疼痛が誘発あるいは嚥下困難であれば、検査は陽性となる。

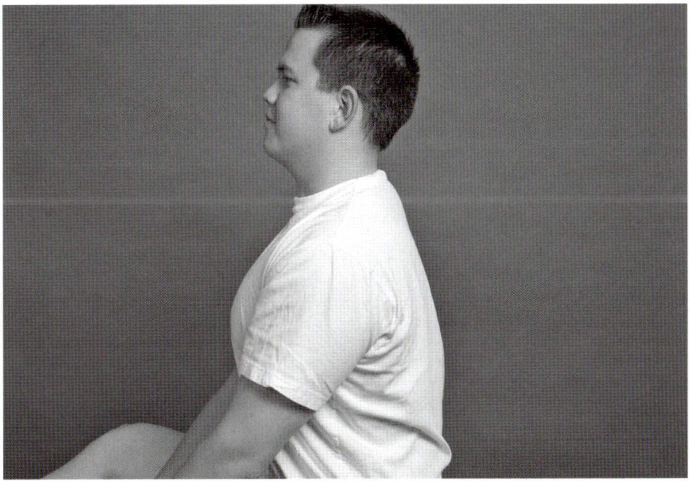

アプレーのスクラッチ検査（肩可動域）

APLEY'S SCRATCH TEST

1. 患者は座位となる。
2. 患者に、後頭部に手を伸ばし、対側の肩甲骨に触れるように指示する（外転・外旋）。
3. そして患者に、背中に手を伸ばし、対側の肩甲骨下角に触れるように指示する（内旋・内転）。
4. 非対称性と可動性低下の有無を比較する。

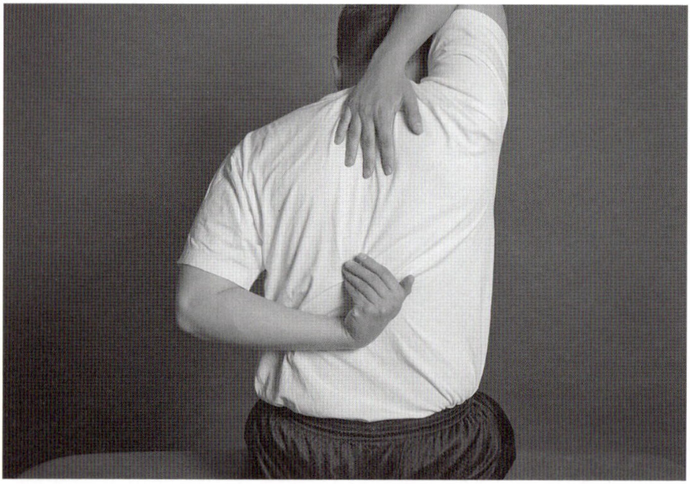

本検査に関連する潜在的な体性機能不全

肩回旋筋腱板と肩の他の筋の過緊張が運動低下の原因となる。過緊張筋は、その正常な運動を強調し、拮抗運動を制限する。

筋	正常機能／過緊張による体性機能不全	過緊張による制限
棘上筋	外転	内転
棘下筋	外旋	内旋
小円筋	外旋	内旋
肩甲下筋	内旋／伸展	外旋／屈曲
大円筋	内旋／内転	外旋／外転
三角筋	内転を除くすべての運動	外転を除くすべての運動

腕落下検査（肩回旋筋腱板損傷、特に棘上筋）

DROP ARM TEST

1. 患者は座位となる。
2. 患者に、肩を90度外転し、ゆっくりおろすように指示する。
3. 患者がゆっくりと上肢をおろすことができない、または落下した場合に、検査は陽性となる。

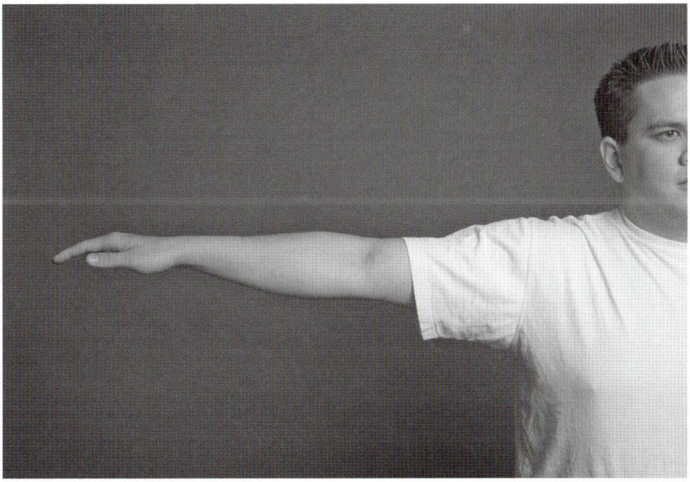

ヤーガソン検査
（上腕二頭筋溝における上腕二頭筋の安定性）

YERGASON'S TEST

1. 患者は座位となる。
2. 施術者は患者の背後に立ち、患者に肘を90度屈曲するように指示する。
3. 患者の肘を一方の手で把持し、他方の手で患者の手関節を把持する。
4. 前腕を回外しながら、患者の肘を下方に引く。
5. 患者に回外に抵抗するように指示する。
6. 上腕二頭筋溝の上腕二頭筋腱に疼痛が誘発されれば、検査は陽性となる。

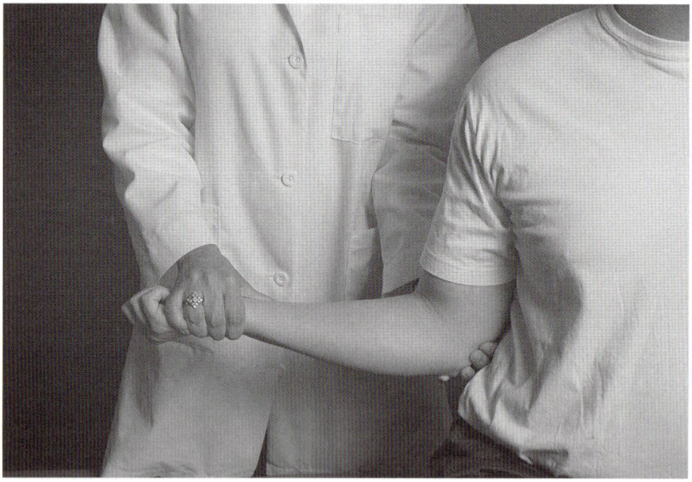

肩不安感検査（肩甲上腕前方不安定性）

APPREHENSION TEST

1. 患者は座位となる。
2. 施術者は患者の背後に立ち、患者の肩を90度外転し、上腕骨を前方に押し、肩を外旋させる。
3. この操作で疼痛や脱臼しそうな感覚による不安感が生じれば、検査は陽性となる。

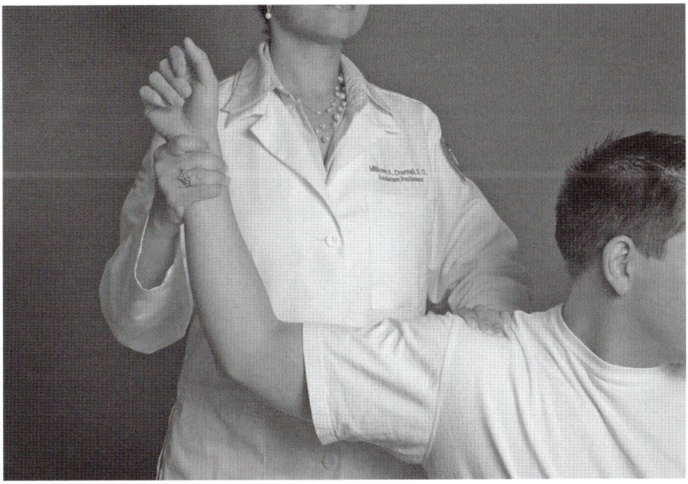

アドソン検査
（胸郭出口症候群）
（中斜角筋と後斜角筋の間で生じる腕神経叢のインピンジメント）
ADSON'S TEST

1. 患者は座位となる。
2. 施術者は患者の背後に立ち、橈骨動脈を触診する。
3. わずかに肩を外転させ、肩と肘を伸展させる。
4. 患者の肩を外旋させる。
5. 患者に同側を見るように向かせる。
6. 橈骨動脈が減弱や消失したとき、あるいは検査が患者の疼痛や知覚異常を増大させたときに、検査は陽性となる。

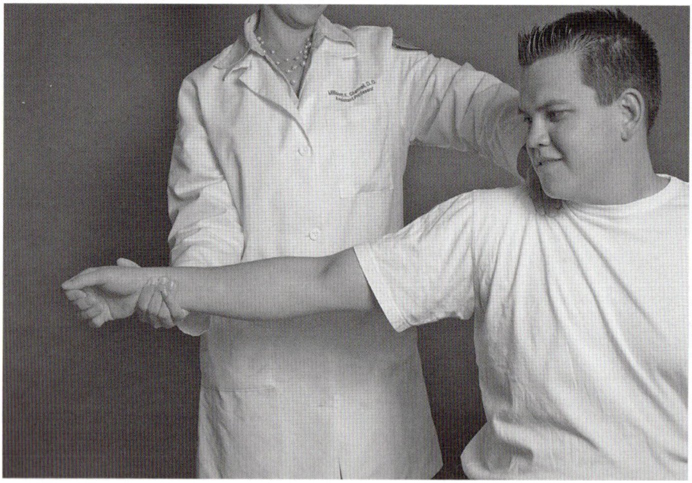

本検査に関連する潜在的な体性機能不全

過緊張の斜角筋は、腕神経叢の周囲を走行し、神経は圧迫され過敏になる。

- 中斜角筋
- 後斜角筋

軍隊姿勢検査
（肋鎖症候群検査）
（鎖骨と第1肋骨間の腕神経叢インピンジメント）

MILITARY POSTURE TEST

1. 患者は座位となる。
2. 施術者は患者の背面に立ち、一側の手で肩を下制して伸展しながら、他側の手で橈骨動脈を触診する。
3. 橈骨動脈が明らかに減弱や消失したとき、あるいは検査が患者の疼痛や知覚異常を増大させたときに、検査は陽性となる。

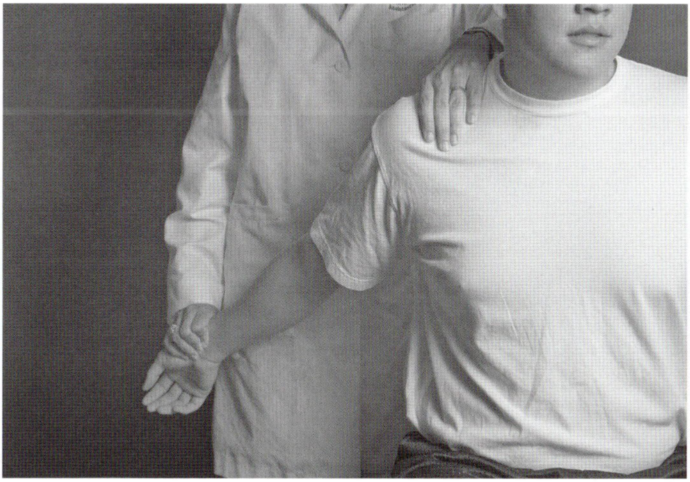

本検査に関連する潜在的な体性機能不全

鎖骨か第1肋骨の体性機能不全は腕神経叢を過敏にする。

ライト検査
（小胸筋下における腕神経叢インピンジメント）
WRIGHT'S TEST

1. 患者は座位となる。
2. 施術者は背後に立ち、一側の手で橈骨動脈を触診する。
3. 患者の頚部を伸展させたまま、肩を外転させる。
4. 橈骨動脈が明らかに減弱や消失したとき、あるいは検査が患者の疼痛や知覚異常を増大させたときに、検査は陽性となる。

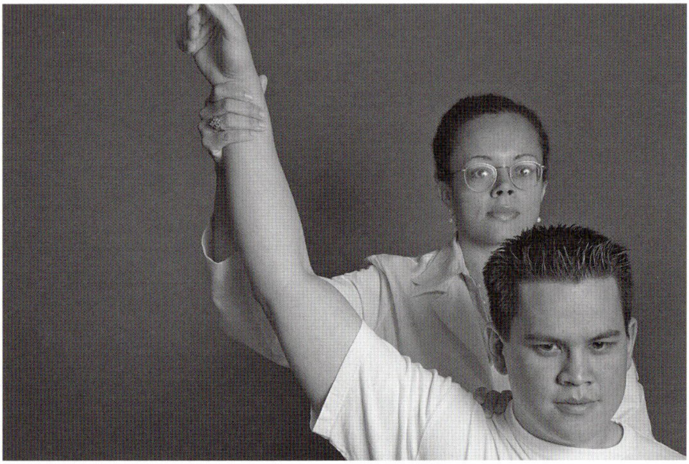

本検査に関連する潜在的な体性機能不全
腕神経叢の周囲を走行する小胸筋が過緊張であれば、腕神経叢が圧迫されたり過敏になる。

上肢

肘におけるティネル徴候（尺骨神経絞扼）

TINEL'S SIGN AT ELBOW

1. 患者は座位となる。
2. 施術者は肘関節の内側上顆の後方を軽くたたく。
3. 尺骨神経領域（環指や小指）で、疼痛症状が生じれば、検査は陽性となる。

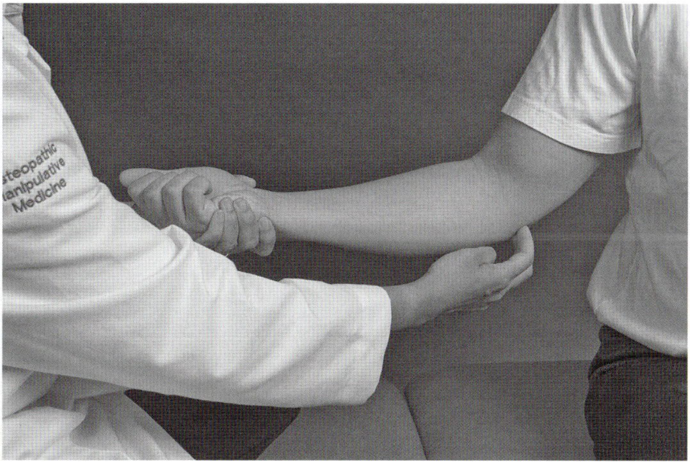

特殊検査

上肢

本検査に関連する潜在的な体性機能不全

手関節屈筋群の過緊張や尺骨機能不全により、尺骨神経は支障を来す。

アレン検査
(手を支配する橈骨動脈不全及び尺骨動脈不全)

ALLEN'S TEST

1. 患者は座位となる。
2. 患者に手を何度か開閉させた後、しっかりとした拳を作らせる。
3. 患者の橈骨動脈と尺骨動脈を、施術者が手首でせきとめる。
4. 患者に手を広げるように指示する(掌は紫となっている)。
5. 一方の動脈を開通させる(患者の手は赤くなる)。
6. 手が赤くならない、またはゆっくりと赤くなれば、検査結果は陽性となる。
7. 他方の動脈を同じステップで反復する。

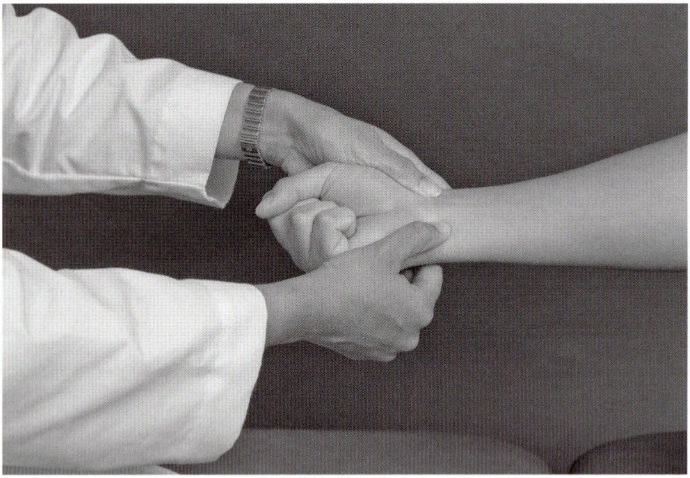

本検査に関連する潜在的な体性機能不全

動脈供給は以下により危険にさらされる。

- 手根骨の機能不全
- 手関節屈筋群の過緊張
- 橈骨あるいは尺骨の機能不全

フィンケルシュタイン検査
(ドゥケルヴァン病/腱滑膜炎)

FINKELSTEIN'S TEST

1. 患者は座位となる。
2. 患者の母指を内側に入れて拳を作る。
3. 患者の前腕を固定し、尺骨に向けて手関節を偏位させる。
4. 患者が手関節の橈側にある腱に痛みを感じれば、検査は陽性である。

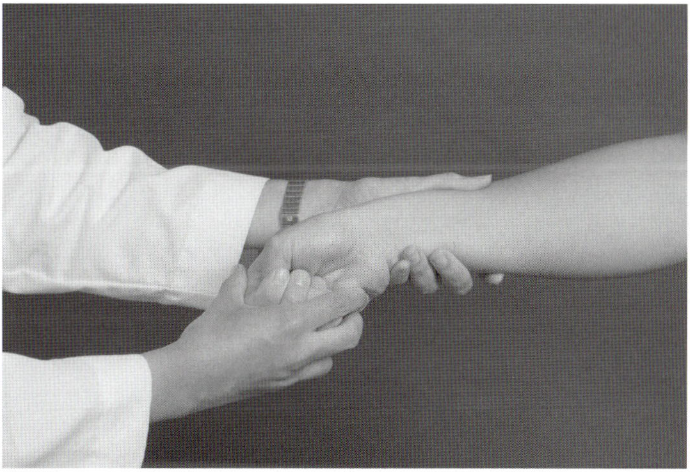

本検査に関連する潜在的な体性機能不全

長母指外転筋や短母指伸筋の過緊張やオーバーユースが、腱の過敏を引き起こす。

ファーレン検査（手根管症候群）

PHALEN'S TEST

1. 患者は座位となる。
2. 患者は手関節をできるだけ屈曲し、この位置を1分間保持する。
3. 知覚異常が正中神経領域（母指〜中指と環指の橈側面）に生じると、検査は陽性となる。

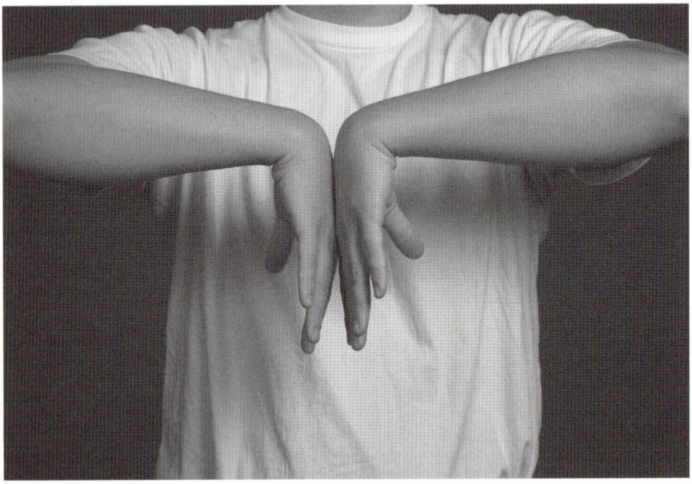

本検査に関連する潜在的な体性機能不全

正中神経は以下により危険にさらされる。

- 手根骨機能不全
- 手関節屈筋群の過緊張
- 橈骨・尺骨の機能不全
- 手の屈筋支帯損傷

手関節におけるティネル徴候（手根管症候群）

TINEL'S SIGN AT WRIST

1. 患者は座位となる。
2. 患者の手関節を伸展し、手関節の手掌面を叩く。
3. 知覚異常が正中神経領域（母指～中指と環指の橈側面）に生じると、検査は陽性となる。

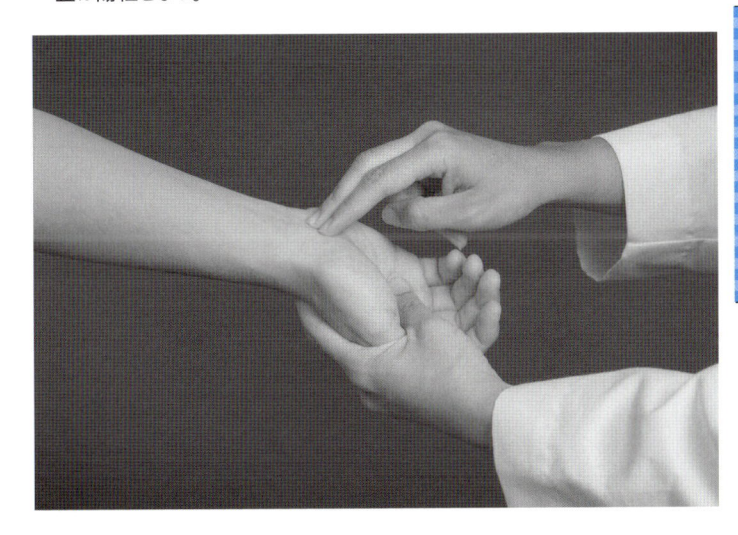

本検査に関連する潜在的な体性機能不全

正中神経は以下により危険にさらされる。

- 手根骨機能不全
- 手関節屈筋群の過緊張
- 橈骨・尺骨の機能不全

テニス肘検査（外側上顆炎）

TENNIS ELBOW TEST

1. 患者は座位となる。
2. 施術者は患者と向かい合わせとなる。
3. 患者の前腕を回内させ、患者に手関節を背屈させる。そして、患者に前腕の抵抗に対抗して回外させる。
4. 外側上顆の疼痛は外側上顆炎を示唆し、内側上顆の疼痛は内側上顆炎、つまりゴルフ肘の可能性がある。

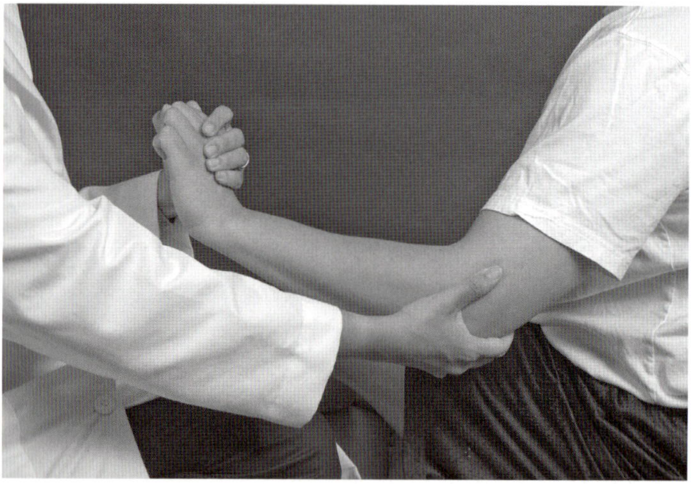

本検査に関連する潜在的な体性機能不全

前腕の伸筋群は外側上顆に付着する。前腕伸筋群の過緊張と圧痛点は外側上顆炎と関連する。
前腕の屈筋群は内側上顆に付着する。前腕屈筋群の過緊張と圧痛点は内側上顆炎と関連する。

肘靭帯安定性検査

TESTS FOR LIGAMENTOUS STABILITY AT ELBOW

1. 患者は座位となる。
2. 施術者は患者と向かい合わせとなる。
3. 患者の肘を伸展させ、患者の手関節と上腕遠位を把持する。
4. 肘に対して、外反ストレスを加え（図1）、そして内反ストレスを加える（図2）。
5. 側副靭帯損傷を示唆する過度の運動があれば、検査は陽性となる（外反ストレスは内側側副靭帯損傷、内反ストレスは外側側副靭帯損傷を示唆する）。

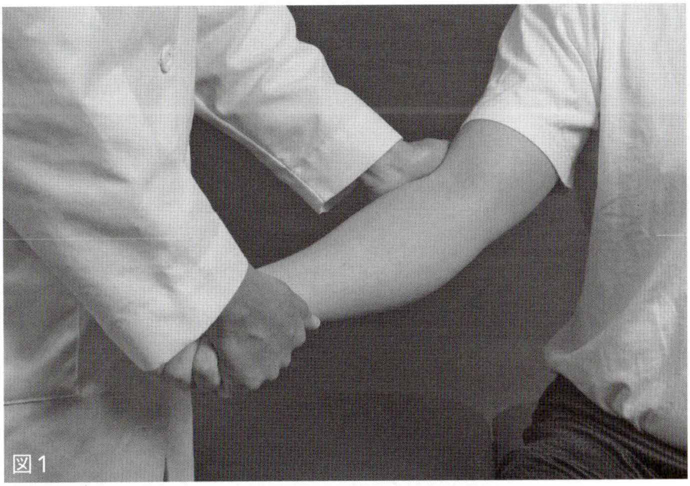
図1

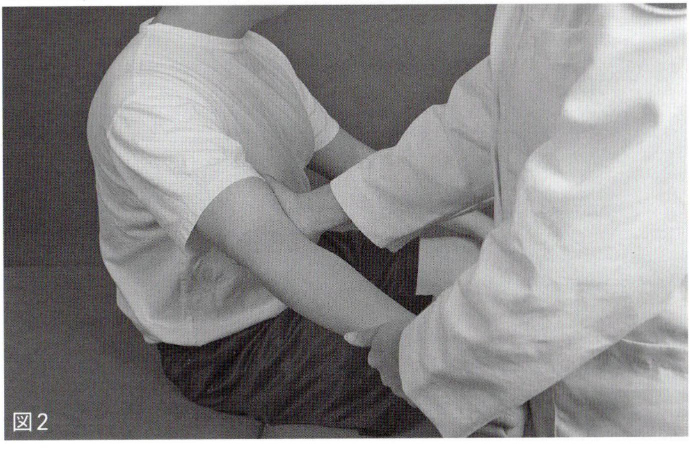
図2

トレンデレンブルグ検査（中殿筋筋力低下）

TRENDELENBURG'S TEST

1. 患者は施術者から離れて背を向けて立つ。
2. 患者に、一方の下肢を床から離して挙上するように指示する。
3. 下肢挙上側の股関節が落ちた場合、荷重側の中殿筋筋力低下を示唆し、検査は陽性となる。

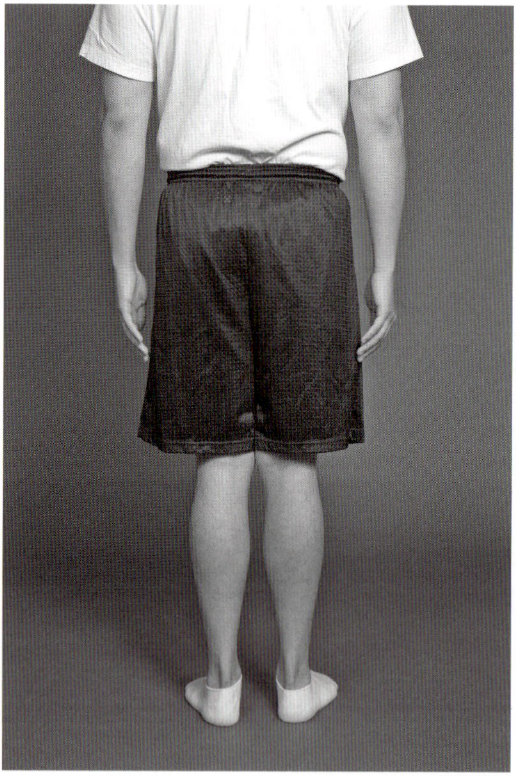

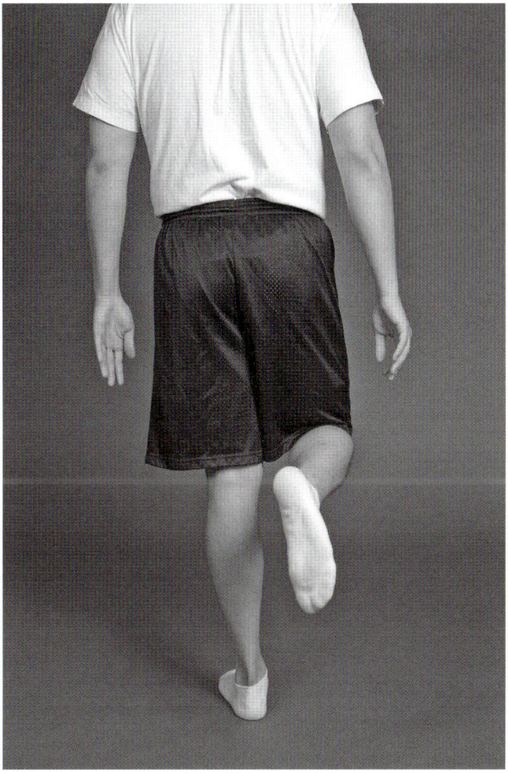

膝前方引き出し検査（前十字靭帯損傷）

KNEE EXAM-ANTERIOR DRAWER TEST

1. 患者は背臥位となる。
2. 施術者は患者に股関節を45°、膝関節を90°屈曲させ、両足底を治療台に接しておく。
3. 評価する患者の膝の外側に座る。
4. 両手で脛骨を把持して、内側関節線に一方の母指、外側関節線に他方の母指を当てる。
5. 脛骨を前方に引く。
6. 関節に弛緩があり、大腿骨の下で脛骨が前方に引き出されれば、検査は陽性となる。

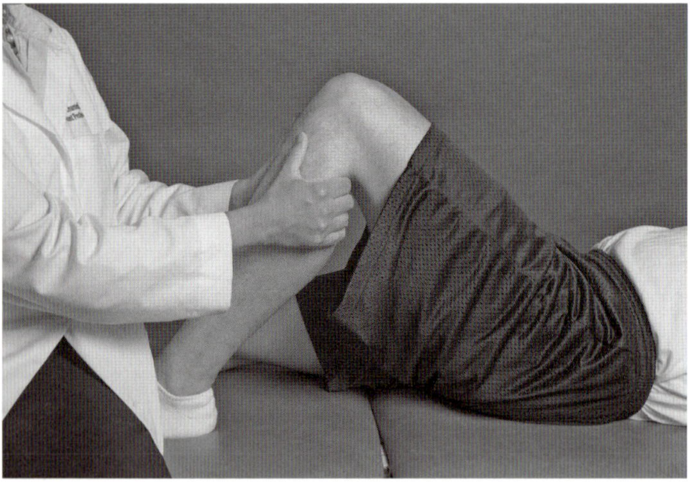

膝後方引き出し検査（後十字靭帯損傷）

KNEE EXAM-POSTERIOR DRAWER TEST

1. 患者は背臥位となる。
2. 施術者は患者に股関節を45°、膝関節を90°屈曲させ、両足底を治療台に接しておく。
3. 評価する患者の膝の外側に座る。
4. 両手で脛骨を把持して、内側関節線に一方の母指、外側関節線に他方の母指を当てる。
5. 脛骨を後方に押す。
6. 関節に弛緩があり、大腿骨の下で脛骨が後方に押すことができれば、検査は陽性となる。

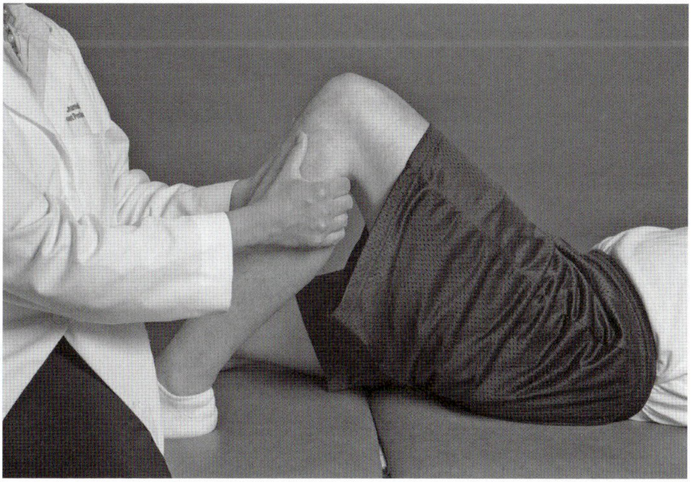

アプレー圧迫検査（半月板損傷）

APLEY'S COMPRESSION TEST

1. 患者は腹臥位となる。
2. 患者に膝を90°屈曲させる。
3. 施術者は患者の下腿を内旋・外旋させて、踵を膝の方に圧迫する。
4. この操作で痛みが再現できれば、半月板損傷に対する検査が陽性となる。

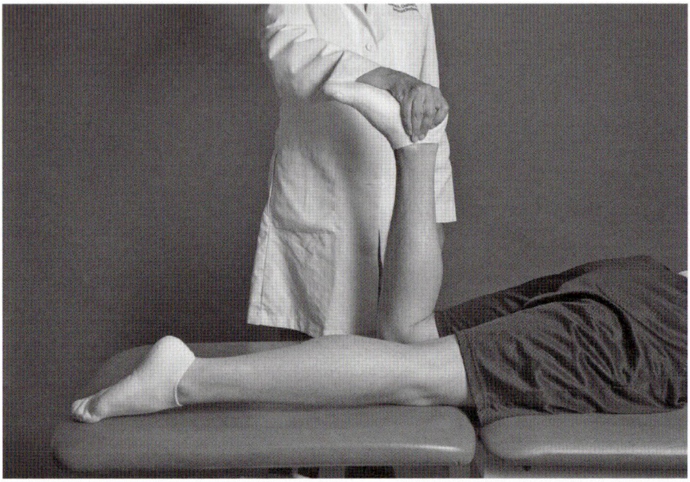

アプレー牽引検査（靱帯損傷）

APLEY'S DISTRACTION TEST

1. 患者は腹臥位となる。
2. 患者に膝を90°屈曲させる。
3. 施術者は一方の手で大腿遠位を保持する。
4. もう一方の手で、患者の下腿を内旋・外旋させて、患者の踵を持ち上げる。
5. この操作で痛みが再現できれば、靱帯損傷に対する検査が陽性となる。

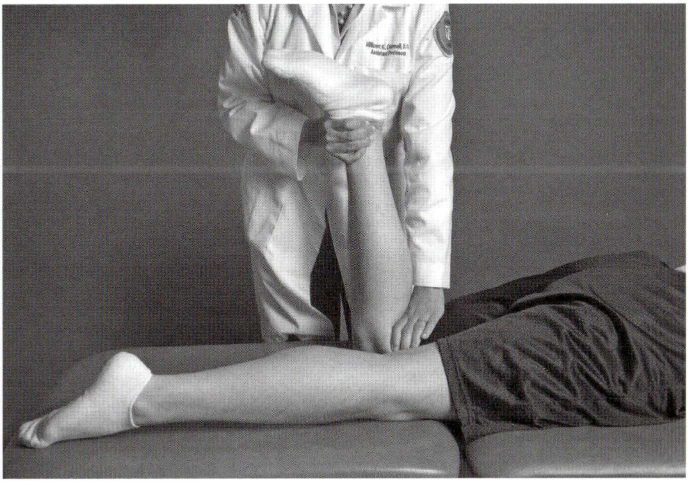

ラックマン検査（前十字靭帯損傷）

LACHMAN'S TEST

1. 患者は背臥位となる。
2. 施術者は一方の手で患者の脛骨の近位を把持し、他方の手で大腿骨遠位を固定する。
3. 脛骨を前方に引く。
4. 関節に弛緩があり、大腿骨の下で脛骨を前方に引くことができれば、検査は陽性となる。

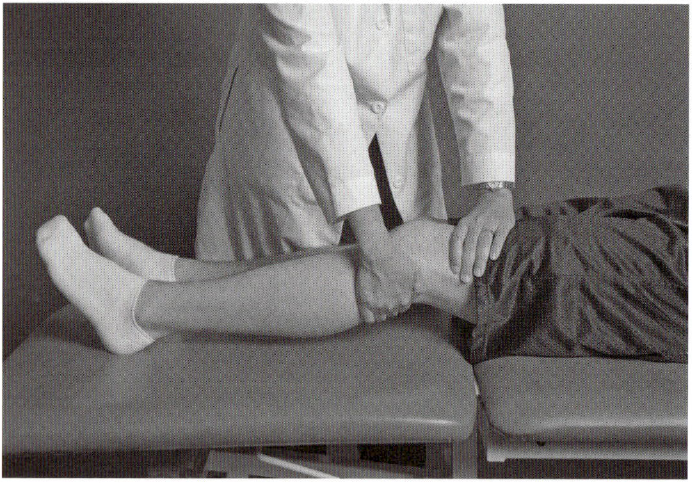

マクマレー検査（内側半月後方損傷）

McMURRAY'S TEST

1. 患者は背臥位となる。
2. 患者に膝を90°屈曲させる。
3. 施術者は一方の手で患者の踵、他方の手で膝を把持する。
4. 膝に外反ストレスをかけながら、脛骨を外旋させる。
5. ゆっくりと膝を伸展させる。
6. クリック音か患者に痛みがあれば、検査は陽性となる。

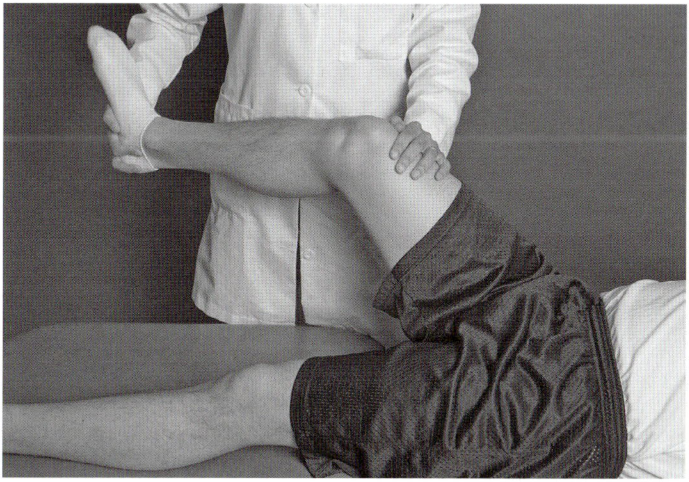

マクマレー検査（外側半月損傷）

McMURRAY'S TEST

1. 患者は背臥位となる。
2. 患者に膝を90°屈曲させる。
3. 施術者は一方の手で患者の踵、他方の手で膝を把持する。
4. 膝に内反ストレスをかけながら、脛骨を内旋させる。
5. ゆっくりと膝を伸展させる。
6. クリック音か患者に痛みがあれば、検査は陽性となる。

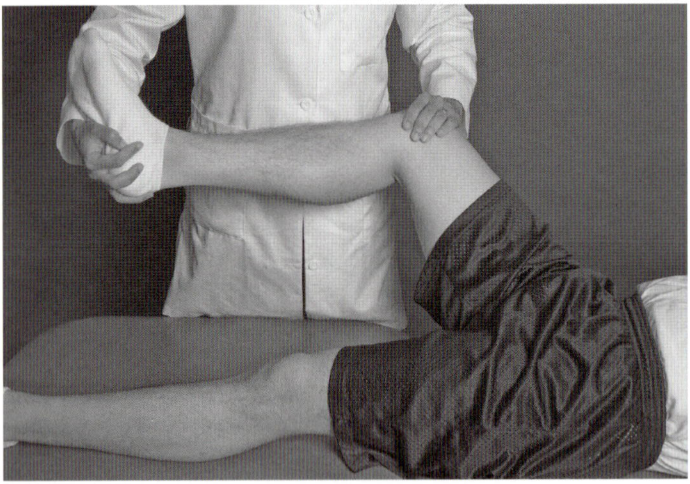

膝蓋骨グラインド検査（軟骨軟化症）

PATELLAR GRIND TEST

1. 患者は背臥位となる。
2. 施術者は膝蓋骨を下方に押し、保持する。
3. 患者に大腿四頭筋を収縮させるように指示する。
4. 患者に痛みか、きしむ感覚があれば、検査は陽性となる。

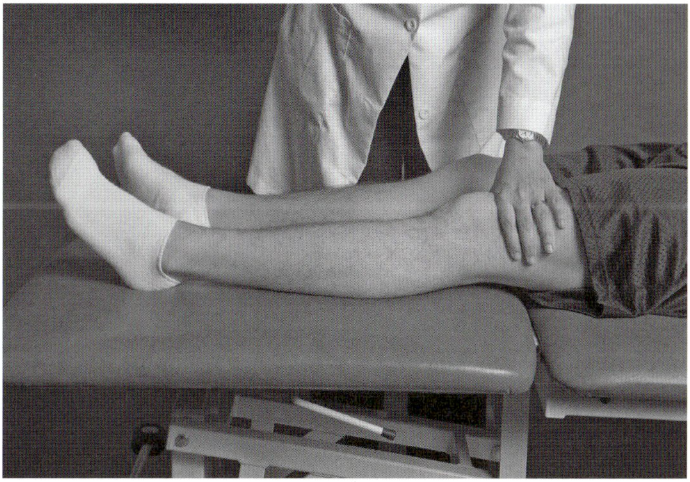

外反ストレス検査（内側側副靭帯損傷）

VALGUS STRESS

1. 患者は背臥位となる。
2. 患者に膝を少し屈曲させる。
3. 施術者は一方の手で患者の足関節を把持し、膝外側に他方の手を当てる。
4. 内側（外反）ストレスを加える。
5. 膝関節内側に異常な間隔が生じれば、検査は陽性である。

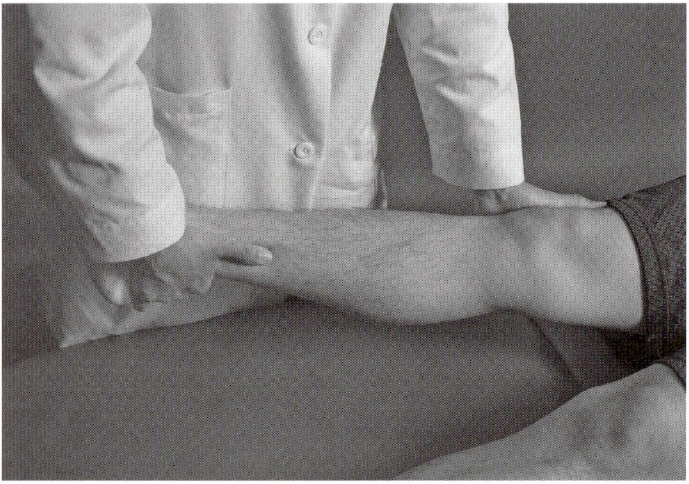

内反ストレス検査（外側側副靱帯損傷）

VARUS STRESS

1. 患者は背臥位となる。
2. 患者に膝を少し屈曲させる。
3. 施術者は一方の手で患者の足関節を把持し、膝内側に他方の手を当てる。
4. 外側（内反）ストレスを加える。
5. 膝関節外側に異常な間隔が生じれば、検査は陽性である。

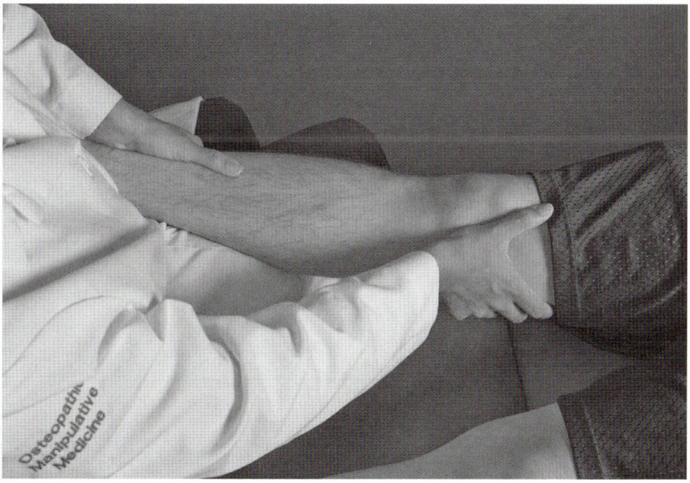

足関節不安定性に対する前方引き出し検査（前距腓靭帯あるいは他の靭帯の損傷）

ANTERIOR DRAWER TEST FOR ANKLE INSTABILITY

1. 患者は背臥位となる。
2. 施術者は踵骨後方を掌に当て、脛骨と腓骨をいずれかの手で把持する。
3. 距腿関節に対して、足部を前方に引こうとする。
4. 非損傷側足部と比較する。

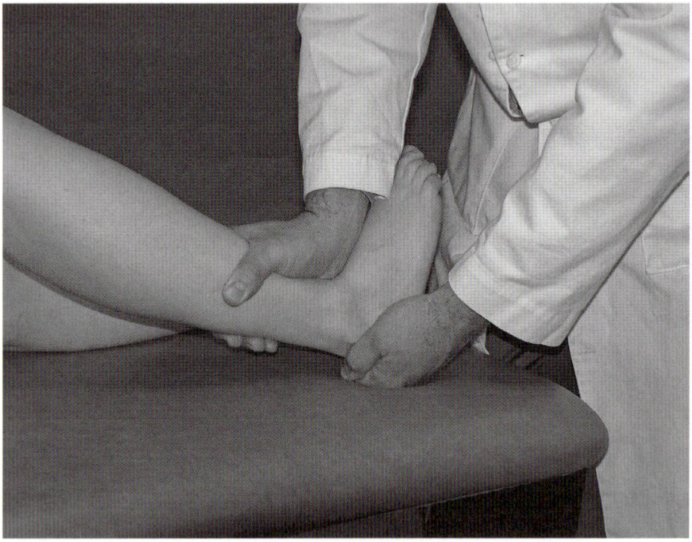

本検査に関連する潜在的な体性機能不全

距骨に対して脛骨が前方となる下肢の体性機能不全は、足関節における前方引き出し検査がわずかに陽性となりやすい可能性がある。

下肢伸展挙上検査
（腰椎椎間板ヘルニアによる坐骨神経圧迫）
STRAIGHT LEG RAISING TEST

1. 患者は背臥位となる。
2. 施術者は患者の側方に立ち、検査側の踵を把持して、他側の手を膝の上に当てる（膝伸展を保持する）。
3. 股関節を70°あるいは患者に不快感が生じるまで下肢を屈曲させる。
4. 股関節屈曲が70°未満の場合、下肢は痛みが生じる手前の角度まで下げる。
5. 足関節を背屈する。
6. 股関節屈曲70°未満で、足関節背屈により神経根痛が生じた場合、検査は陽性となる。

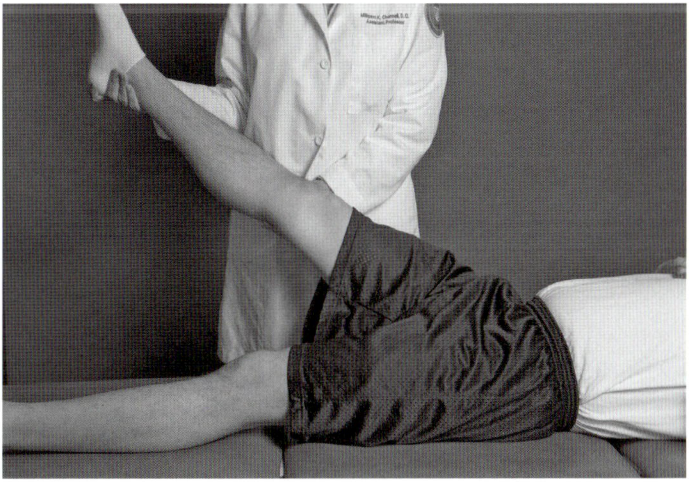

本検査に関連する潜在的な体性機能不全

坐骨神経に近い筋が過緊張である場合、神経が圧迫され、過敏になることがある。

- 梨状筋
- ハムストリングス
    - ・半腱様筋
    - ・半膜様筋
    - ・大腿二頭筋

ヒップドロップ検査（腰椎側屈）

HIP DROP TEST

1. 患者は立位となる。
2. 施術者は、患者の腸骨稜の外側を探す。
3. 患者に両踵を床から離すことなく、一方の膝を屈曲する。
4. 患者の腸骨稜が25°未満であれば、膝屈曲側の対側への腰椎側屈を陽性とする。

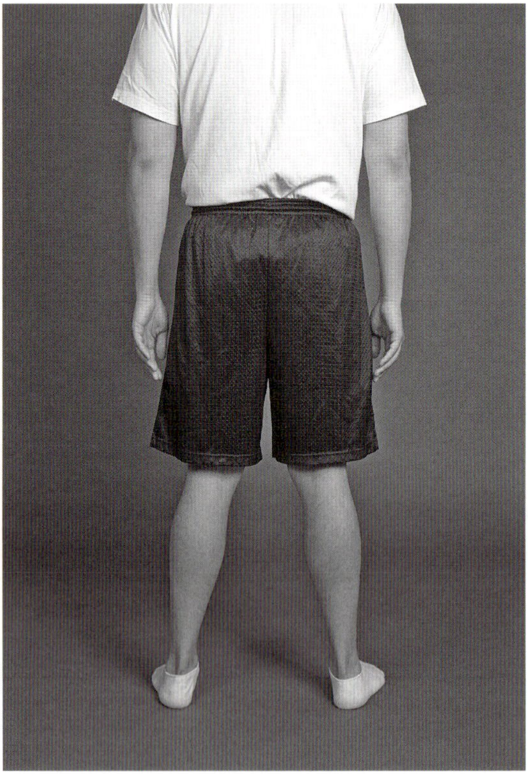

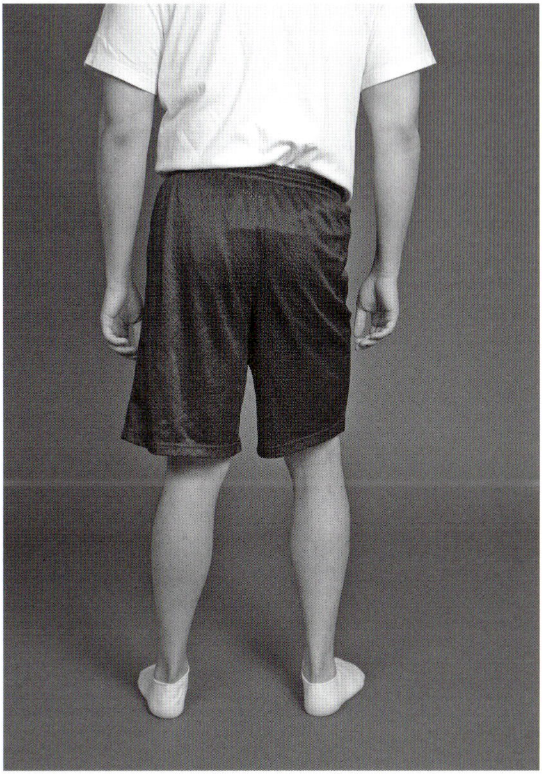

本検査に関連する潜在的な体性機能不全

腰椎の体性機能不全が検査の陽性の原因となる。腸腰筋、腰方形筋、傍脊柱筋の過緊張が腰椎側屈減少の原因となる可能性があり、同側のヒップドロップを少なくする。

ASIS圧迫検査（骨盤の体性機能不全側を明らかにする）

ASIS COMPRESSION TEST

1. 患者は背臥位となる。
2. 施術者は患者の側方に立ち、正中上に目がくるようにする。
3. ASIS上に母指球を当てる。
4. 同時に両側のASISを後方に押す。
5. 一方のASISの動きが少ないと機能不全が陽性となる。

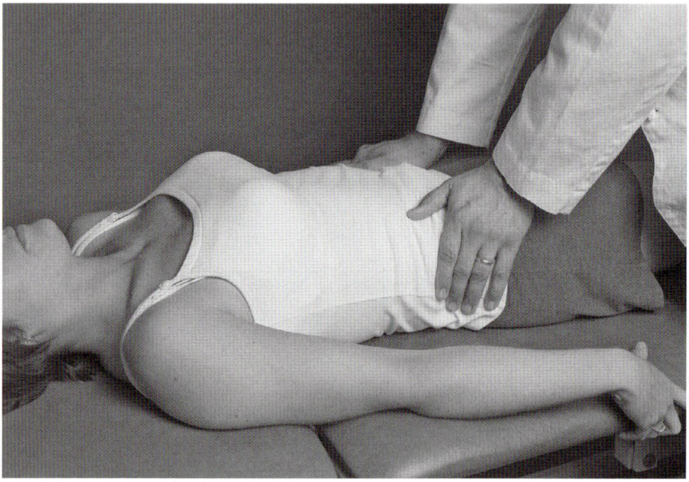

本検査に関連する潜在的な体性機能不全

これは、仙腸関節機能不全の左右差を検査している。検査の陽性は、腸骨あるいは仙骨の機能不全を示唆することがある。腸骨と仙骨のランドマークを用いた検査は、さらに詳細な体性機能不全を診断する可能性がある。

立位屈曲検査（骨盤の体性機能不全側を明らかにする）

STANDING FLEXION TEST

1. 患者は立位となる。
2. 施術者は患者のPSISを探す。
3. それぞれの母指をPSISの下方切痕に当てる。
4. 患者に前屈するように指示する（両膝を屈曲しないで）。
5. 前屈の最終で、一方のPSISがより上方に動いた場合、検査は陽性となる。

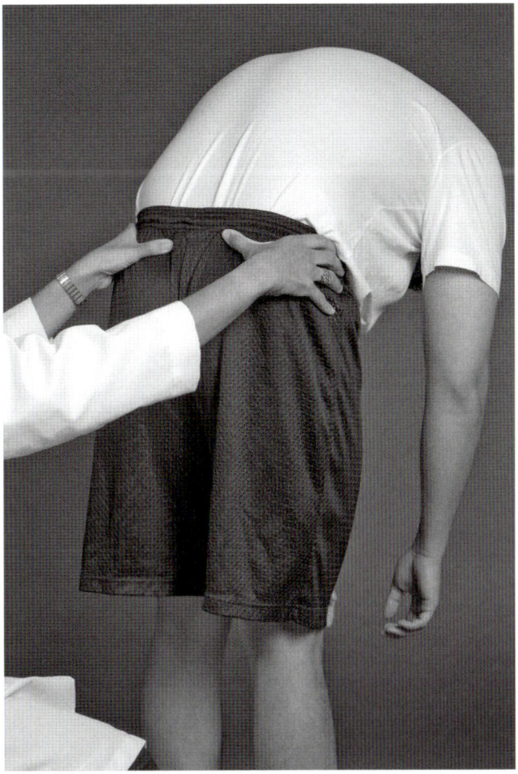

本検査に関連する潜在的な体性機能不全

腸骨機能不全は、立位屈曲検査が陽性となる原因となる。しかし、仙骨機能不全、恥骨機能不全、対側のハムストリング短縮が検査を陽性とすることがある。

座位屈曲検査
（骨盤、特に仙骨の体性機能不全側を明らかにする）
SEATED FLEXION TEST

1. 患者は座位となる。
2. 施術者は、患者のPSISを探す。
3. それぞれの母指をPSISの下方切痕に当てる。
4. 患者に前屈するように指示する。
5. 前屈の最終で、一方のPSISがより上方に動いた場合、検査は陽性となる。

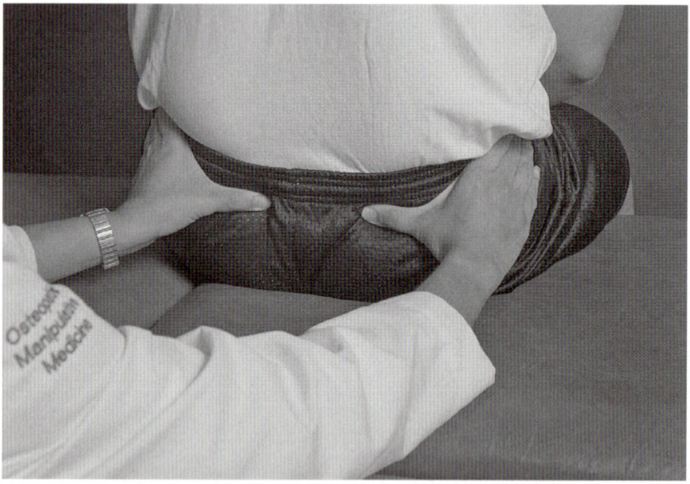

本検査に関連する潜在的な体性機能不全

仙骨機能不全は、座位屈曲検査が陽性となる原因となる。そして、仙腸関節機能不全側を決定する。捻転がある場合、陽性側は仙骨傾斜軸*の対側となる。

*訳注：仙骨傾斜軸と運動および機能障害に関しては、『オステオパシーアトラス』（医道の日本社刊）をご参照下さい。

腰仙部スプリング検査（仙骨底後部）

LUMBOSACRAL SPRING TEST

1. 患者は肘立て腹臥位となる。
2. 施術者は、患者の腰仙移行部（仙骨底後部）に手掌基部を当てる。
3. スプリングが少ないか、全くなければ陽性となる。

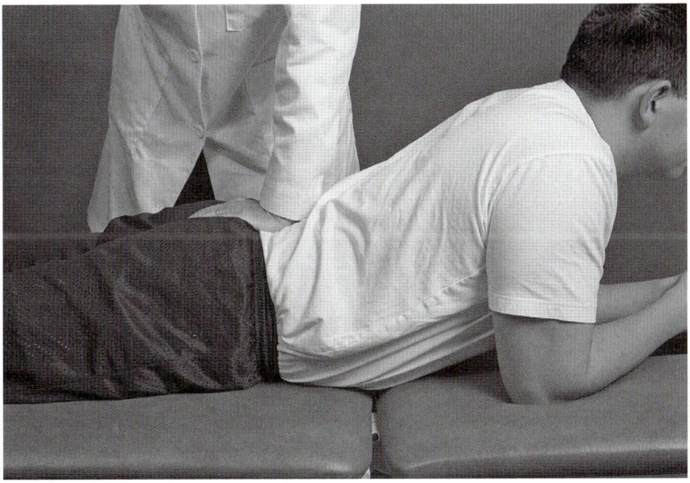

本検査に関連する潜在的な体性機能不全

腰仙部スプリング検査の陽性は、L5屈曲と仙骨底の伸展を示唆する。さらに詳細には、仙骨後方捻転（仙骨左捻転右傾斜軸＊あるいは右捻転左傾斜軸＊）あるいは仙骨の一側あるいは両側の伸展機能不全を示唆する。

＊訳注：仙骨傾斜軸と運動および機能障害に関しては、『オステオパシーアトラス』（医道の日本社刊）をご参照下さい。

付録 C

サマリー

潜在的上肢神経インピンジメント

POTENTIAL UPPER EXTREMITY NERVE IMPINGEMENTS

1. 斜角筋群による腕神経叢の上幹と下幹
2. 第1肋骨の吸気機能不全による腕神経叢下幹
3. 小胸筋による腕神経叢下幹
4. 橈骨頭体性機能不全による橈骨神経
5. ・円回内筋体性機能不全による正中神経
   ・手関節屈筋群体性機能不全による正中神経（上腕骨内側上顆炎に関連する）
6. 手関節伸筋群体性機能不全による橈骨神経（上腕骨外側上顆炎に関連する）
7. 手根管症候群と手根骨の体性機能不全による正中神経
8. 手根骨体性機能不全による尺骨神経

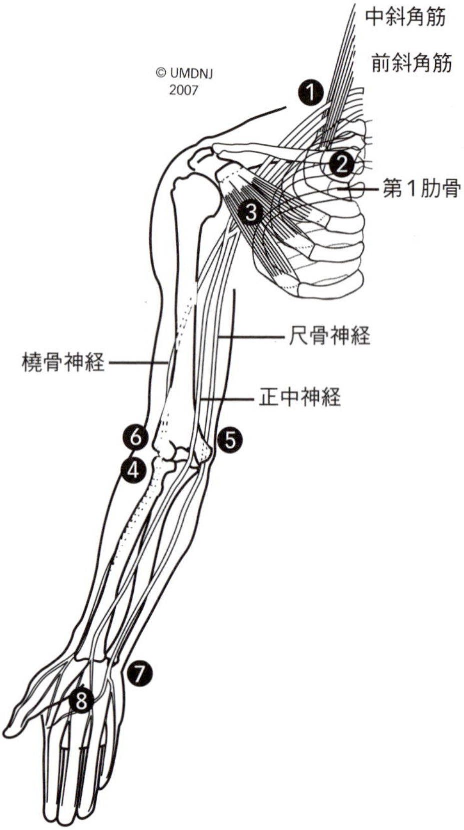

潜在的下肢神経インピンジメント

POTENTIAL LOWER EXTREMITY NERVE IMPINGEMENTS

1. 腰筋による大腿神経
2. 梨状筋あるいはハムストリングスによる坐骨神経
3. 腓骨頭体性機能不全による総腓骨神経
4. 下腿前方コンパートメントの体性機能不全による深腓骨神経
5. 腸腰靭帯、腰椎あるいは寛骨の体性機能不全による腸骨下腹神経、腸骨鼠径神経あるいは大腿外側皮神経
6. 足根管における脛骨神経

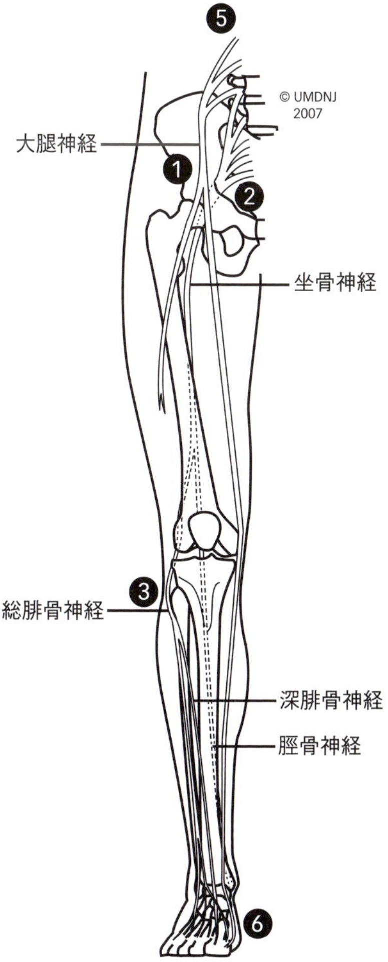

前方デルマトーム

ANTERIOR DERMATOMES

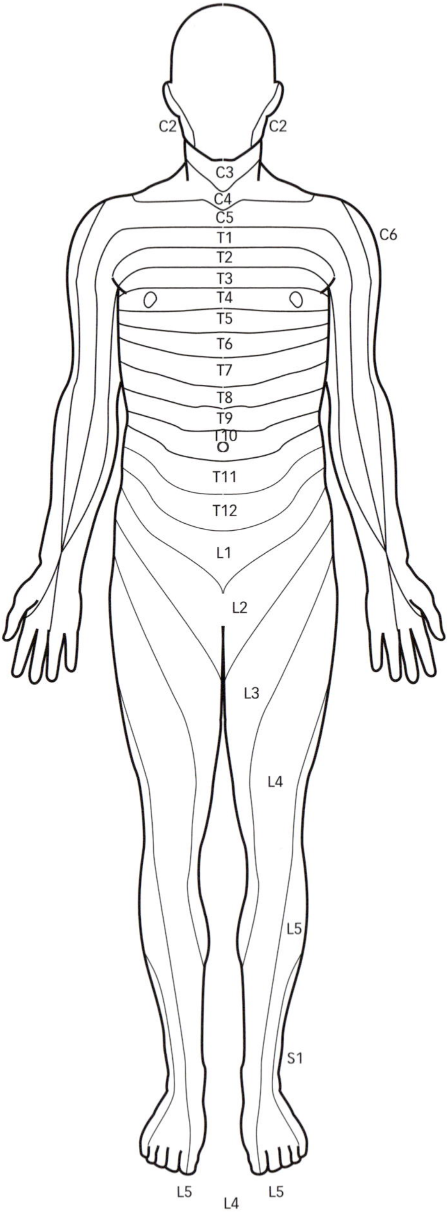

後方デルマトーム

POSTERIOR DERMATOMES

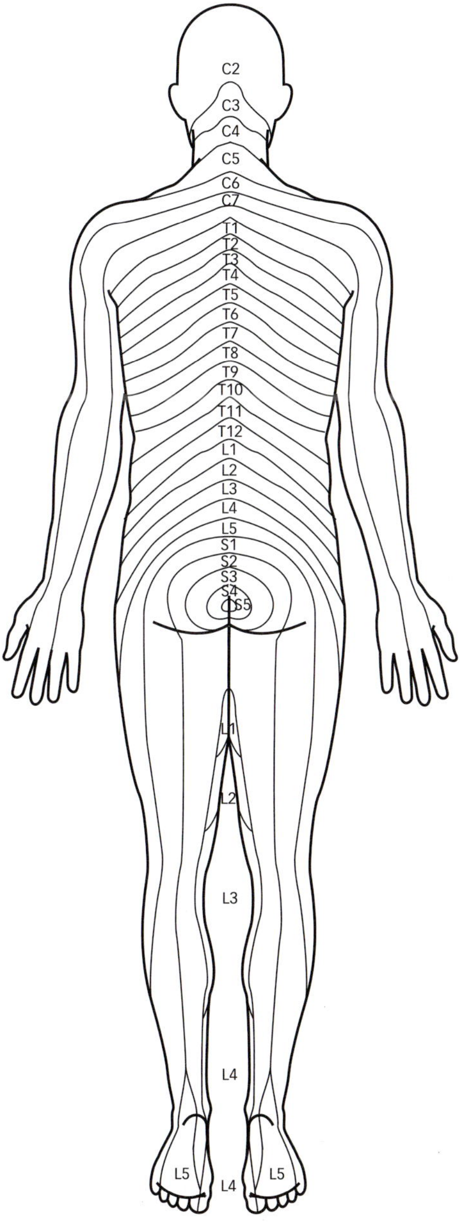

反射

REFLEXES

上肢

反射	支配神経根
上腕二頭筋反射	C5-C6

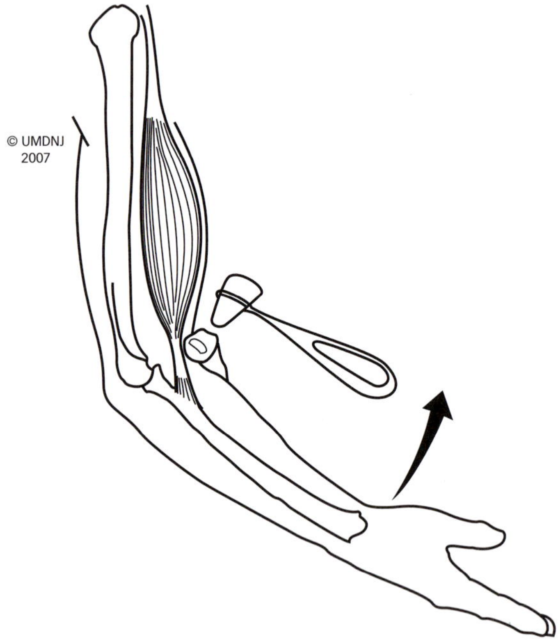

反射	支配神経根
腕橈骨筋反射	C6

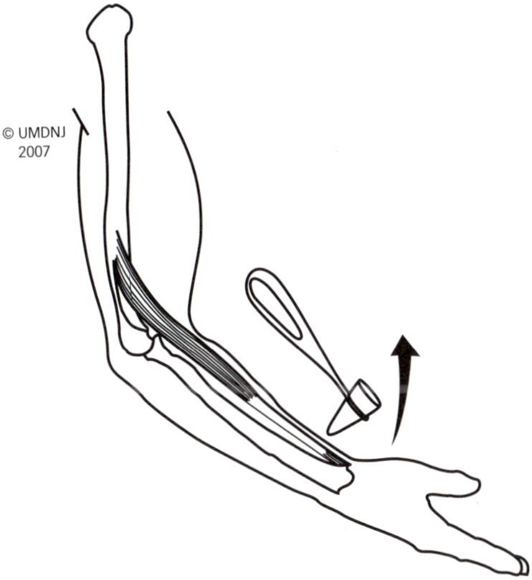

反射	支配神経根
上腕三頭筋反射	C7

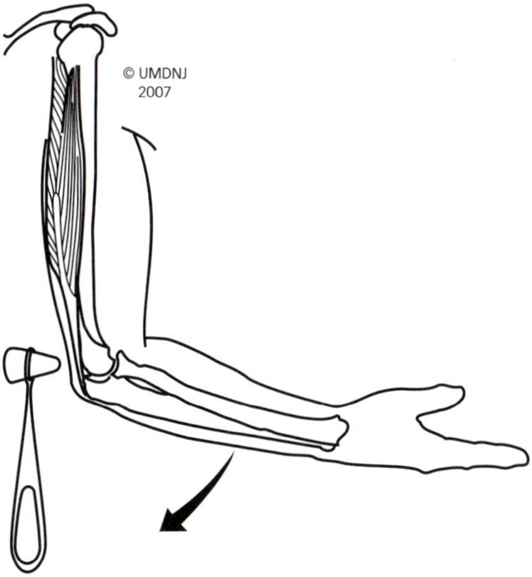

サマリー

反射（上肢）

反射

REFLEXES

下肢

反射	支配神経根
膝蓋腱反射	L4

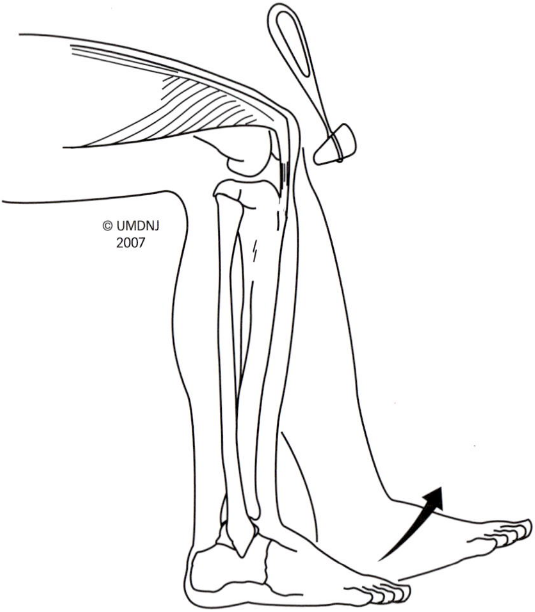

反射	支配神経根
アキレス腱反射	S1

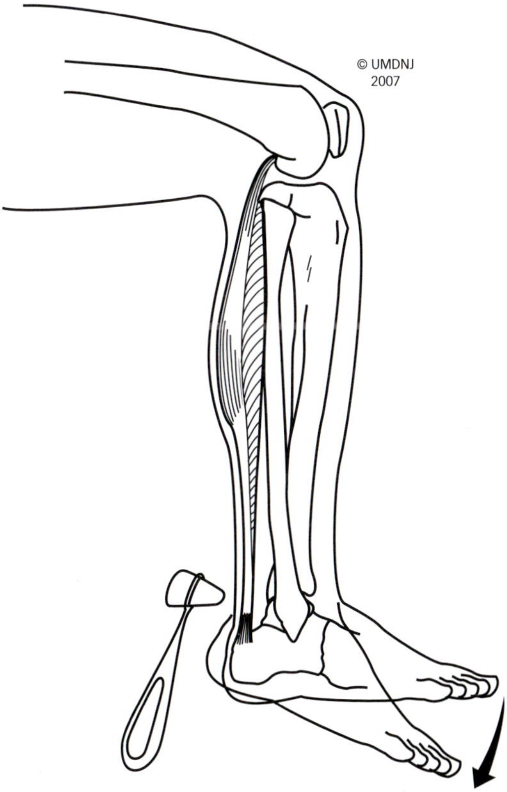

筋力

MUSCLE STRENGTH

上肢

運動	筋	神経	支配神経根
肩外転	三角筋	腋下神経	C5-C6

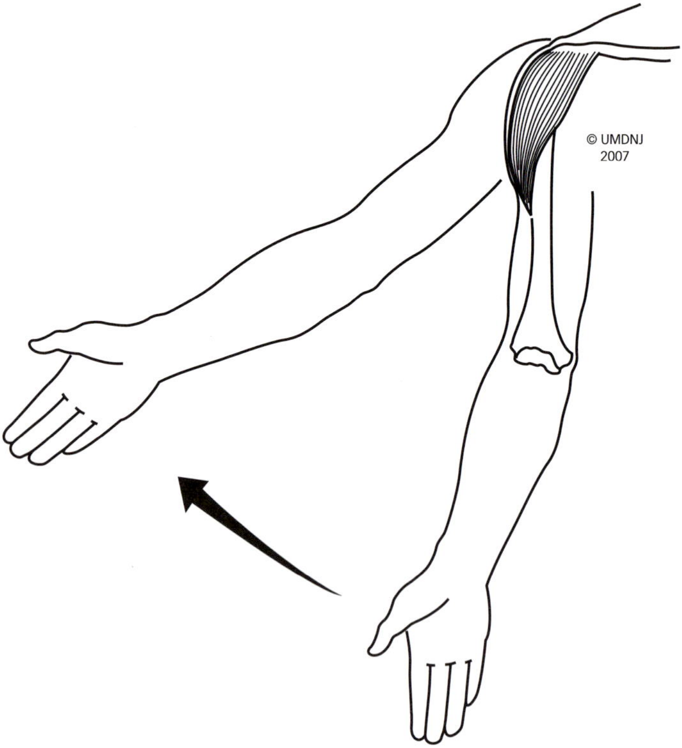

運動	筋	神経	支配神経根
肘屈曲	上腕二頭筋	筋皮神経	C5-C6

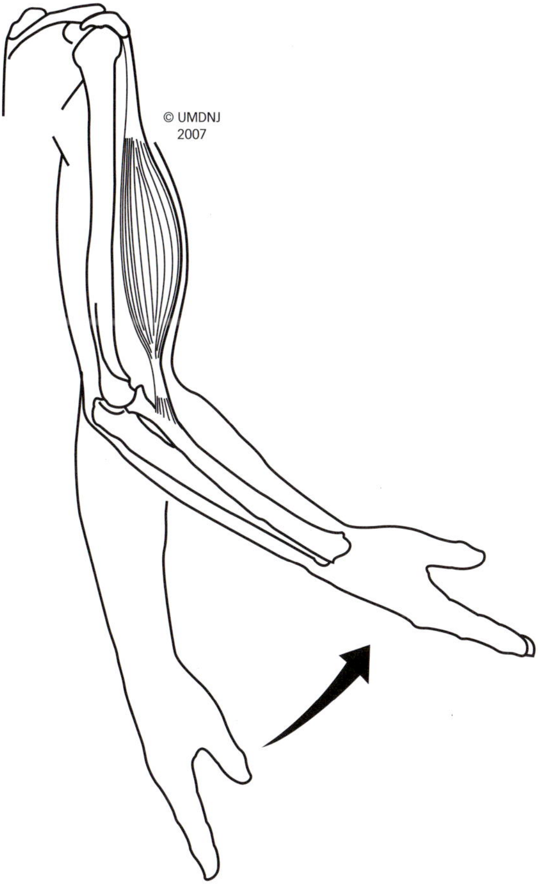

運動	筋	神経	支配神経根
肘伸展	上腕三頭筋	橈骨神経	C6-C8

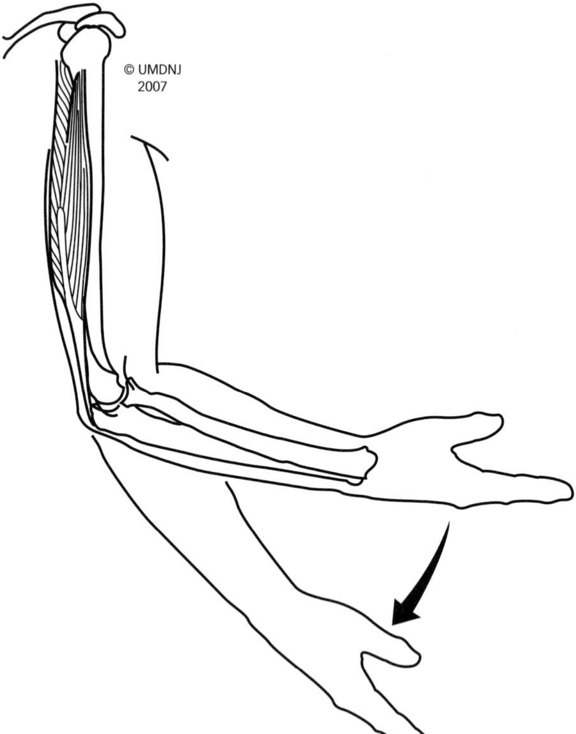

運動	筋	神経	支配神経根
手関節屈曲	橈側手根屈筋	橈骨神経	C6-C7
手関節屈曲	尺側手根屈筋	尺骨神経	C7-T1

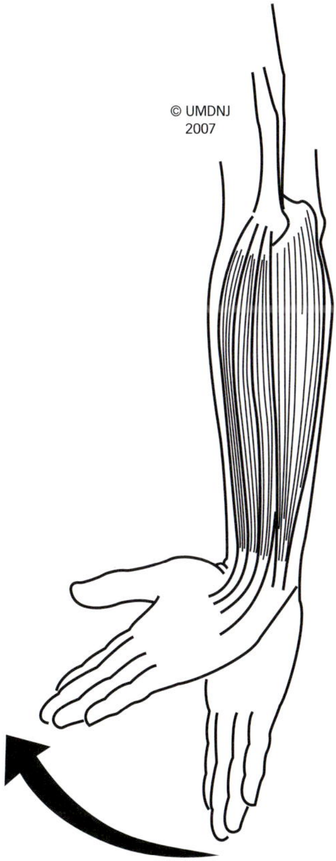

運動	筋	神経	支配神経根
手関節伸展	橈骨手根伸筋	橈骨神経	C6-C7

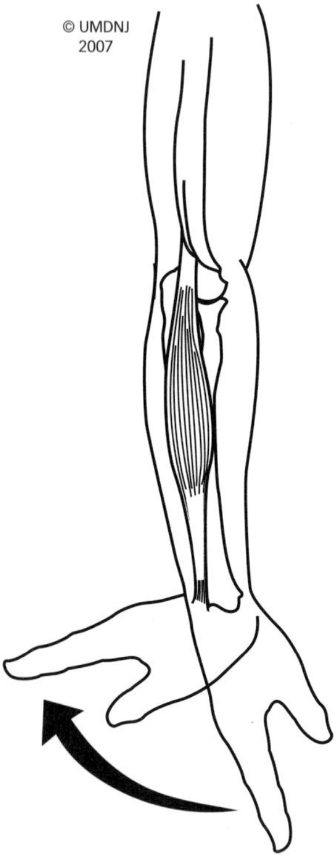

運動	筋	神経	支配神経根
指外転	背側骨間筋	尺骨神経	C8-T1

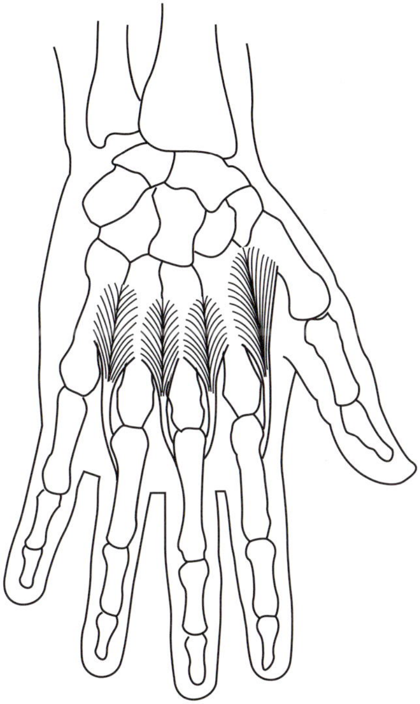

運動	筋	神経	支配神経根
指内転	掌側骨間筋	尺骨神経	C8-T1

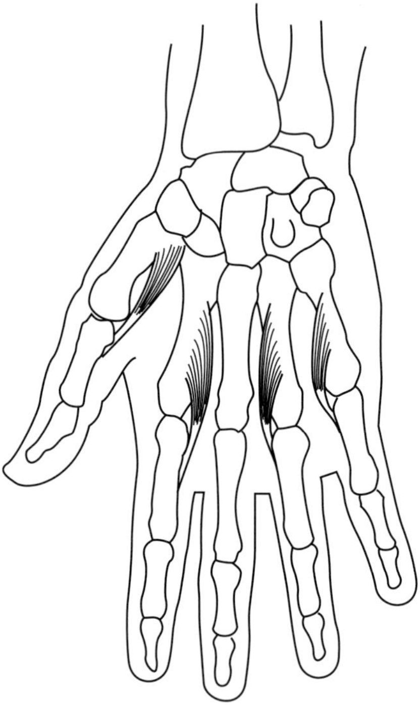

筋力

MUSCLE STRENGTH

下肢

運動	筋	神経	支配神経根
足背屈	前脛骨筋	深腓骨神経	L4-L5

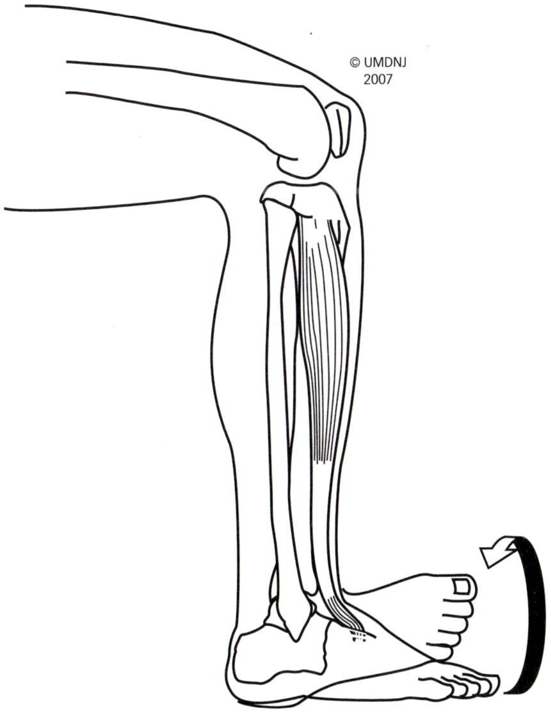

運動	筋	神経	支配神経根
足外反	長腓骨筋	浅腓骨神経	L5-S1

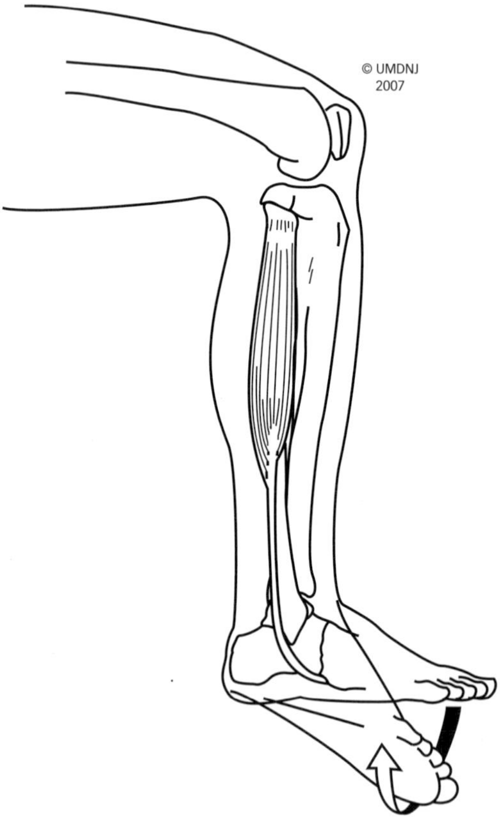

頭蓋骨把持

CRANIAL HOLDS

第4脳室把持

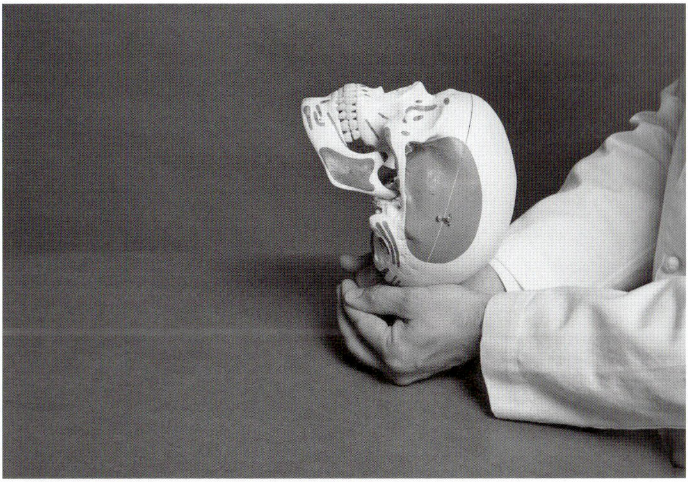

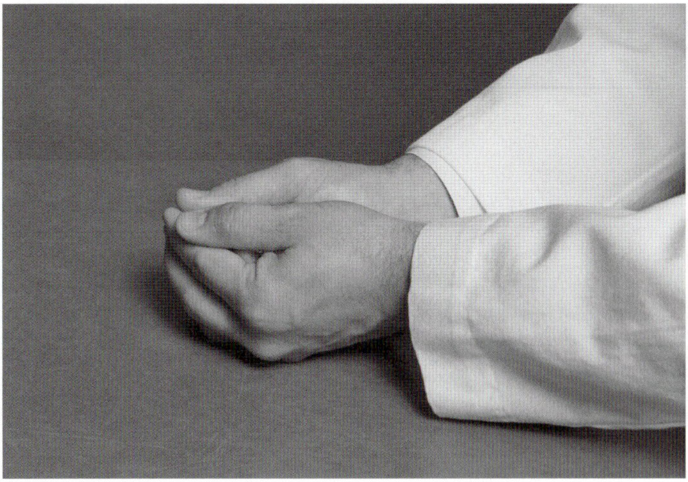

＊訳注：側面から見た場合（上図）と、手のみ（下図）

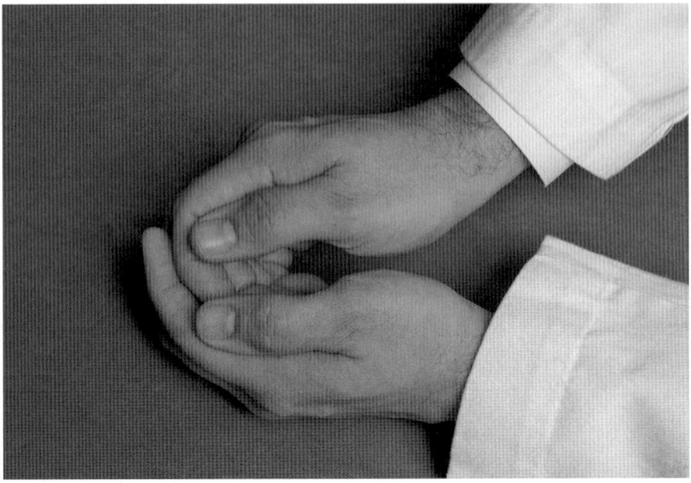

*訳注：上部から見た場合

前頭部把持

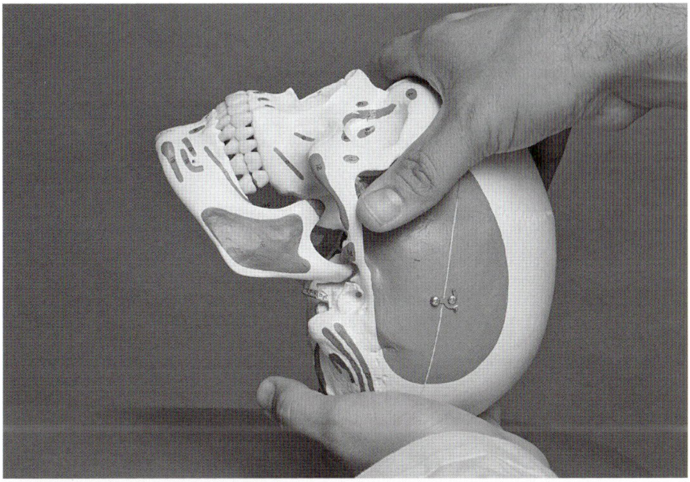

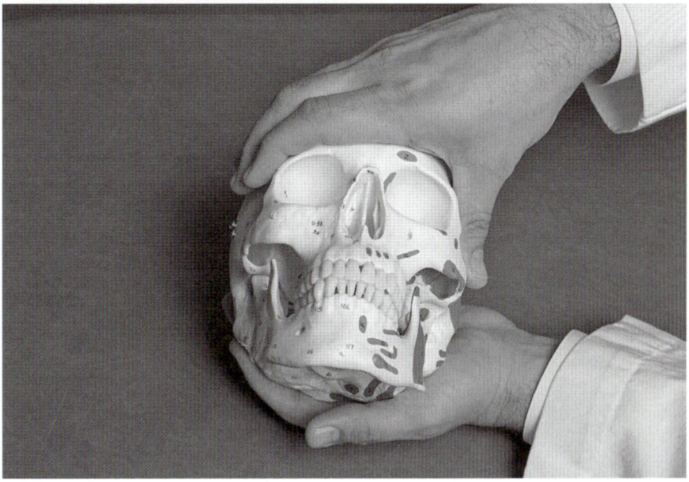

＊訳注：側面から見た場合（上図）、上から見た場合（下図）

サマリー

頭蓋骨把持

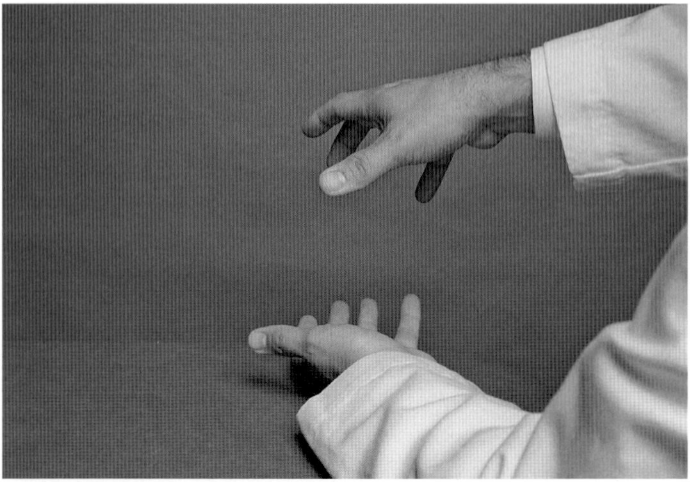

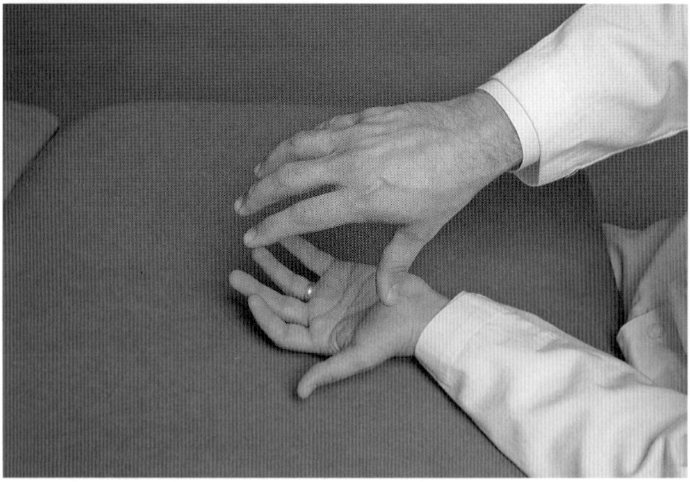

*訳注：前頁の手のみの図

ヴォールトフォールド（頭蓋天井の把持）

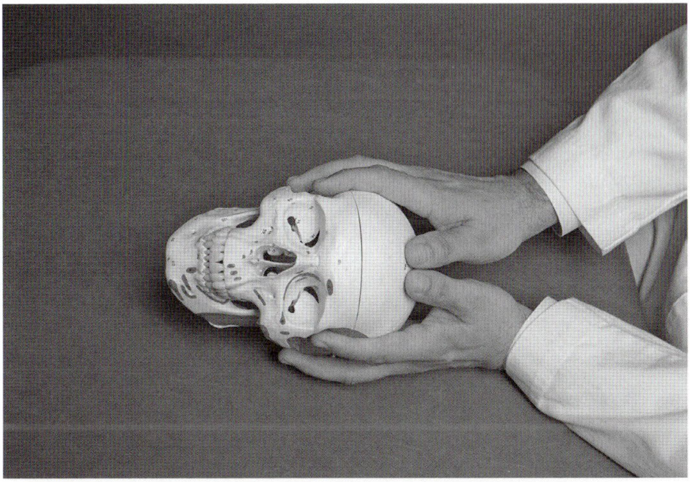

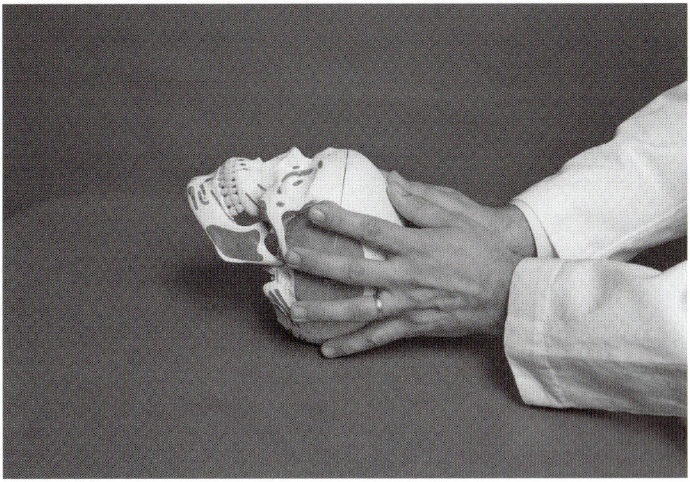

＊訳注：上から見た場合（上図）、側面から見た場合

頭蓋診断

屈曲相[a)]

蝶形後頭骨底軟骨結合	上方
左蝶形骨翼	下方と前方
右蝶形骨翼	下方と前方
左後頭骨	下方と後方
右後頭骨	下方と後方

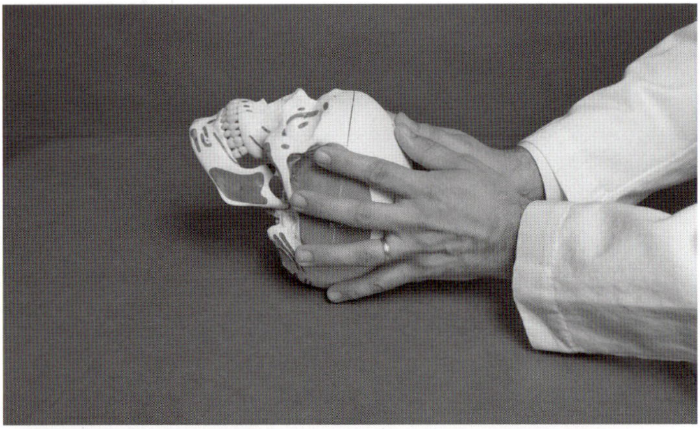

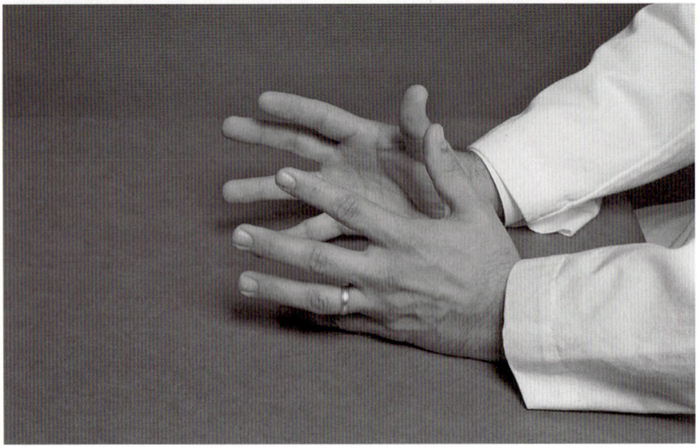

＊訳注：側面から見た場合（上図）、手のみ（下図）

手の姿勢は、診断手技がわかるように強調している。

伸展相

蝶形後頭骨底軟骨結合	下方
左蝶形骨翼	上方と後方
右蝶形骨翼	上方と後方
左後頭骨	上方と前方
右後頭骨	上方と前方

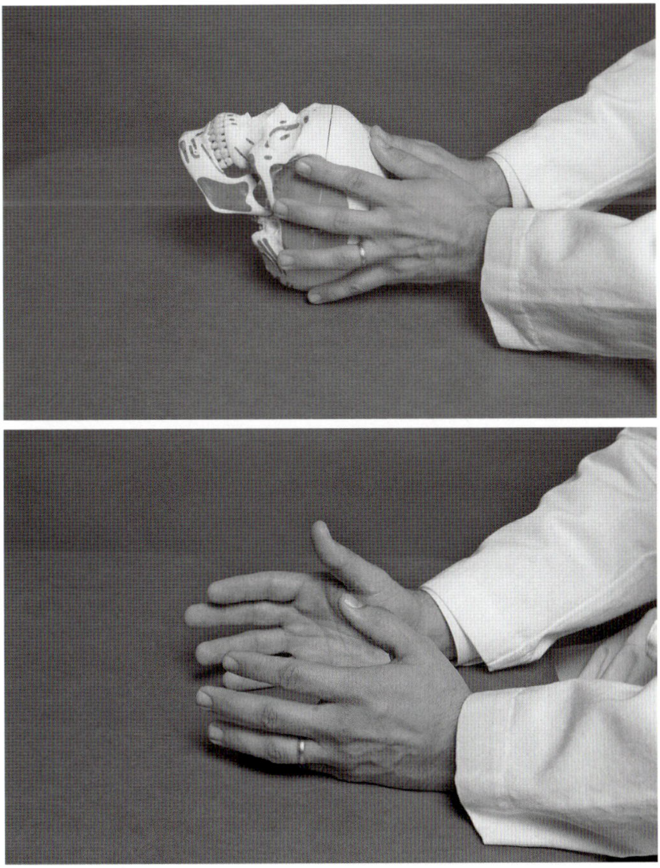

＊訳注：側面から見た場合（上図）、手のみ（下図）

手の姿勢は、診断手技がわかるように強調している。

a）Essig-Beatty,D.R.（2006）より引用。The Pocket Manual of OMT（p.263）. Philadelphia : Lippincott Williams and Wilkins.

頭蓋診断[a]

左外側歪み[b]

右蝶形骨翼	外側と後方
左蝶形骨翼	内側と前方
右後頭骨	内側と後方
左後頭骨	外側と前方

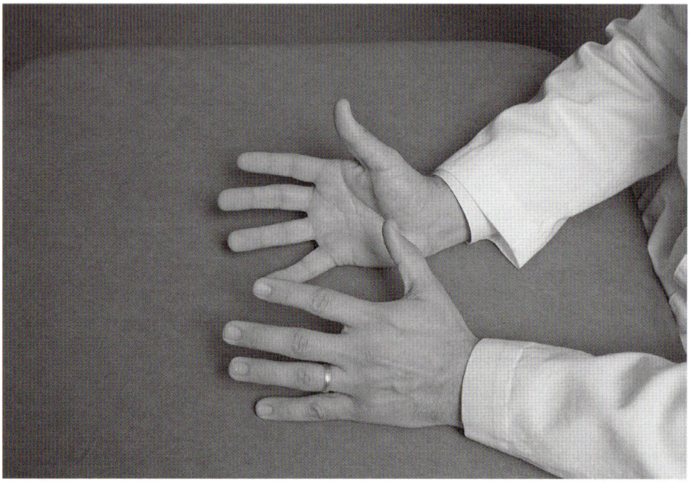

手の姿勢は、診断手技がわかるように強調している。

右外側歪み	
右蝶形骨翼	内側と前方
左蝶形骨翼	外側と後方
右後頭骨	外側と前方
左後頭骨	内側と後方

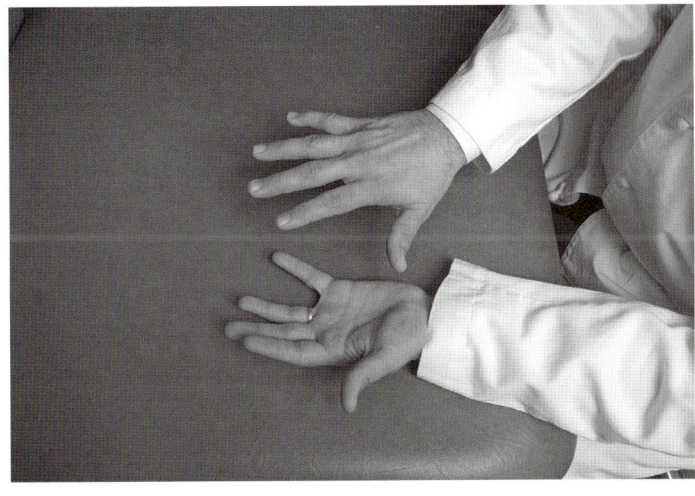

手の姿勢は、診断手技がわかるように強調している。

a) 歪みは蝶形後頭骨底軟骨結合の方向により命名されている。

b) Essig-Beatty,D.R. (2006) より引用。The Pocket Manual of OMT (p.263) .Philadelphia : Lippincott Williams and Wilkins.

頭蓋診断[a]

左捻転[b]

右蝶形骨翼	下方
左蝶形骨翼	上方
右後頭骨	上方
左後頭骨	下方

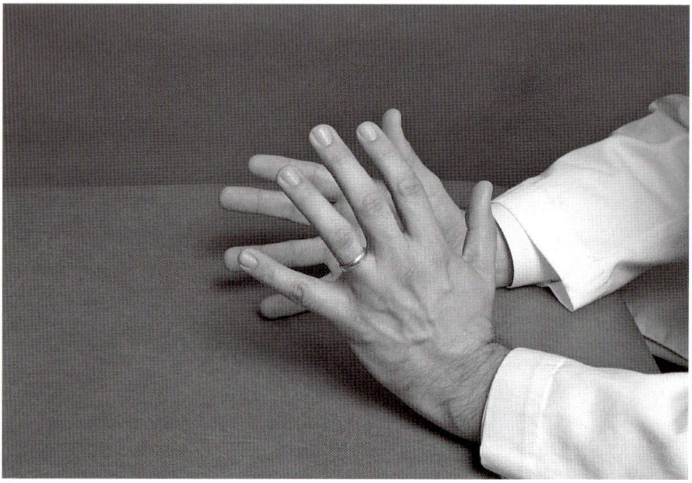

手の姿勢は、診断手技がわかるように強調している。

右捻転

右蝶形骨翼	上方
左蝶形骨翼	下方
右後頭骨	下方
左後頭骨	上方

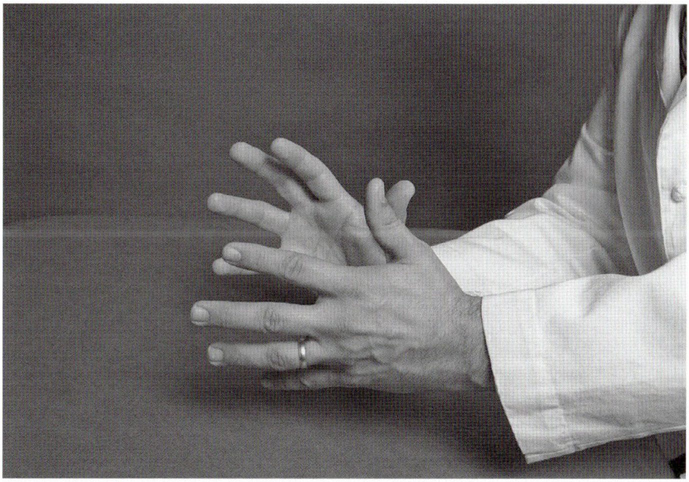

手の姿勢は、診断手技がわかるように強調している。

a）捻転は上蝶形骨大翼の方向により命名されている。

b）Essig-Beatty,D.R.（2006）より引用。The Pocket Manual of OMT（p.263）.Philadelphia：Lippincott Williams and Wilkins.

頭蓋診断[a]

左側屈回旋[b]

右蝶形骨翼	上方と後方
左蝶形骨翼	下方と前方
右後頭骨	上方と前方
左後頭骨	下方と後方

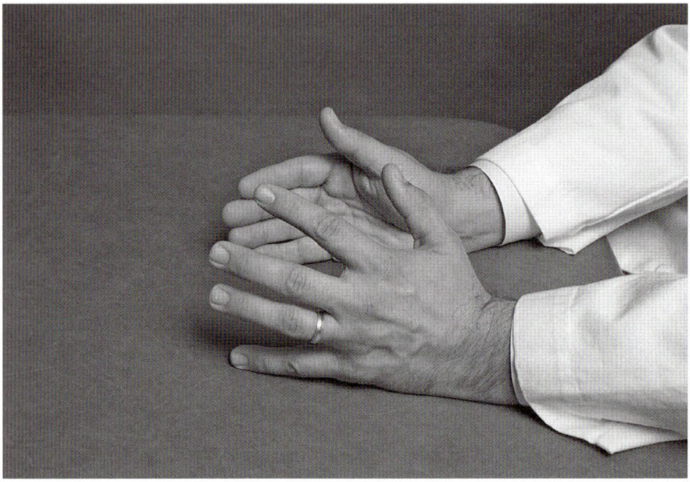

手の姿勢は、診断手技がわかるように強調している。

右側屈回旋	
右蝶形骨翼	下方と前方
左蝶形骨翼	上方と後方
右後頭骨	下方と後方
左後頭骨	上方と前方

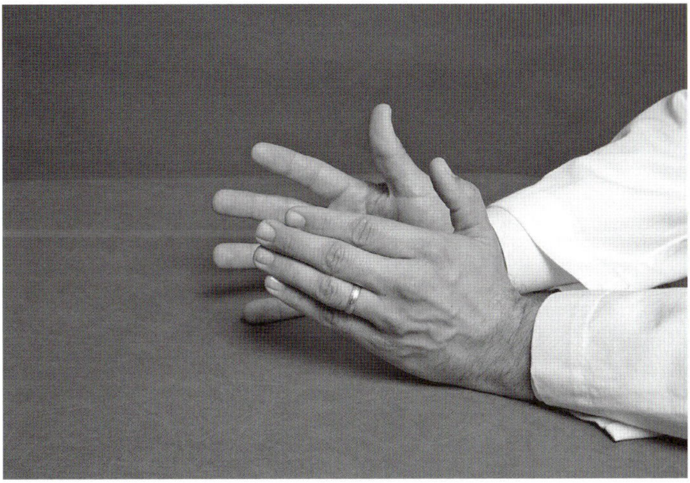

手の姿勢は、診断手技がわかるように強調している。

a) 側屈回旋機能不全は、頭凸側により命名されている。

b) Essig-Beatty,D.R.(2006)より引用。The Pocket Manual of OMT(p.263).Philadelphia : LippincottWilliams and Wilkins.

頭蓋診断[a)]

下方剪断[b)]

右蝶形骨翼	上方
左蝶形骨翼	上方
右後頭骨	下方
左後頭骨	下方

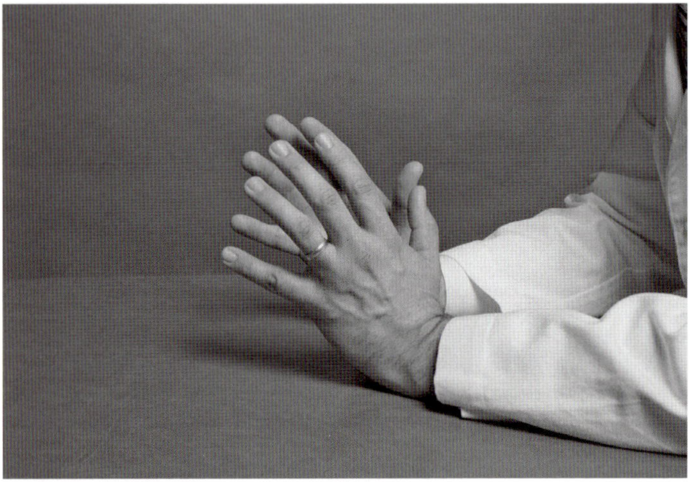

手の姿勢は、診断手技がわかるように強調している。

上方剪断	
右蝶形骨翼	下方
左蝶形骨翼	下方
右後頭骨	上方
左後頭骨	上方

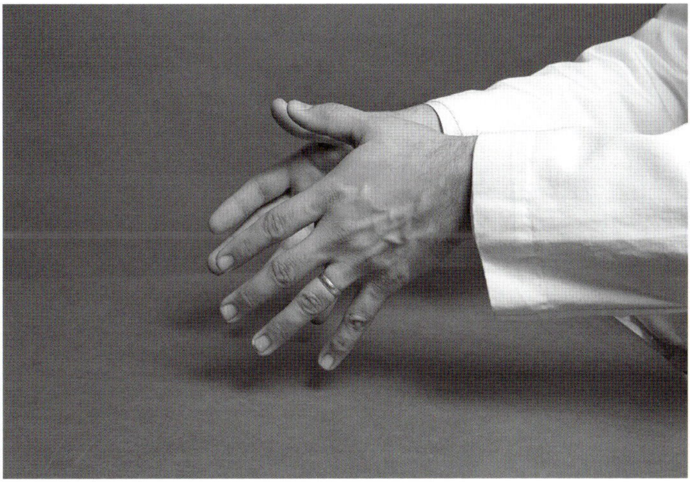

手の姿勢は、診断手技がわかるように強調している。

a) 剪断(垂直の歪み)は蝶形骨底の運動の方向により命名されている。

b) Essig-Beatty,D.R.(2006)より引用。The Pocket Manual of OMT(p.263).Philadelphia : Lippincott Williams and Wilkins.

サマリー

頭蓋骨把持

仙骨診断

SACRAL DIAGNOSIS

仙骨診断を覚えるキーポイント（次頁）

- 座位屈曲検査は仙骨運動の異常側だけを診断する。
- 傾斜軸は座位屈曲検査陽性と反対となり、仙骨運動の正常側となる。

仙骨体性機能不全診断

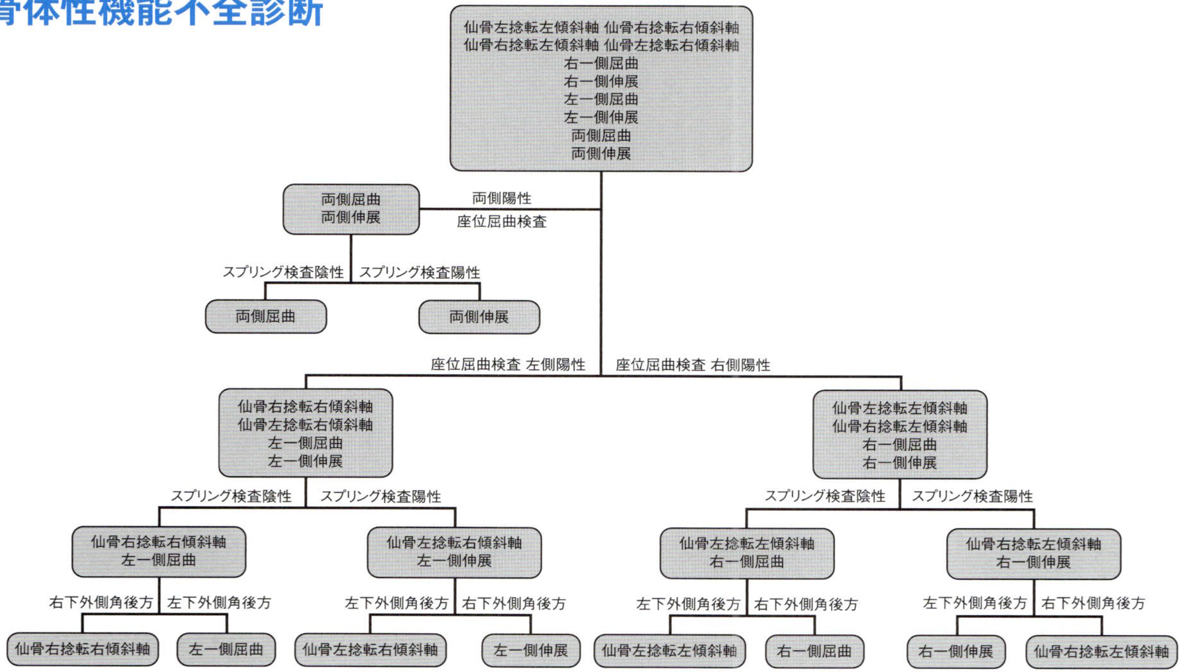

仙骨左捻転左傾斜軸 仙骨右捻転右傾斜軸
仙骨右捻転左傾斜軸 仙骨左捻転右傾斜軸
右一側屈曲
右一側伸展
左一側屈曲
左一側伸展
両側屈曲
両側伸展
両側陽性
座位屈曲検査
両側屈曲
両側伸展
スプリング検査陰性
スプリング検査陽性
両側屈曲
両側伸展
座位屈曲検査 左側陽性
座位屈曲検査 右側陽性
仙骨右捻転右傾斜軸
仙骨左捻転右傾斜軸
左一側屈曲
左一側伸展
スプリング検査陰性
スプリング検査陽性
仙骨右捻転右傾斜軸
左一側屈曲
右下外側角後方
左下外側角後方
仙骨右捻転右傾斜軸
左一側屈曲
仙骨左捻転右傾斜軸
左一側伸展
左下外側角後方
右下外側角後方
仙骨左捻転右傾斜軸
左一側伸展
仙骨左捻転左傾斜軸
仙骨右捻転左傾斜軸
右一側屈曲
右一側伸展
スプリング検査陰性
スプリング検査陽性
仙骨左捻転左傾斜軸
右一側屈曲
左下外側角後方
右下外側角後方
仙骨左捻転左傾斜軸
右一側屈曲
仙骨右捻転左傾斜軸
右一側伸展
左下外側角後方
右下外側角後方
右一側伸展
仙骨右捻転左傾斜軸

疾患名と参考資料

下記に、本書に掲載した疾患名を示す。疾患名の右に示した数字は、この後にある書籍や論文（1.～91.）の文献番号である。

アレルギー性鼻炎	2, 15, 29, 48
胃炎	2, 29, 48
胃食道逆流症	2, 15, 29, 48
イレウス	2, 15, 29, 34, 48, 79
咽頭炎	2, 15, 29, 48, 69, 72, 79
インフルエンザ	2, 15, 46, 70
鬱血性心不全	2, 3, 15, 24, 29, 42, 48, 63, 79
嚥下障害	15, 29, 80
炎症性骨盤疾患	2, 29
嘔吐	2, 29, 48
風邪	2, 15, 29, 79
鵞足炎	15, 29
肩関節周囲炎	2, 15, 40, 45
過敏性腸症候群	15, 29, 48
関節症（炎症性）	2, 29, 48
胸郭出口症候群	2, 16, 29, 81, 82
クローン病	2, 29, 48
頚部脊椎症	29
月経困難症	2, 9, 15, 29, 35, 48
月経前症候群	2, 15, 29
下痢	2, 15, 29, 48
高血圧	29, 48, 53, 61, 76
甲状腺腫	29
斜頚	2, 15, 29, 64, 91
吃逆	15, 29, 87
手根管症候群	2, 15, 82, 83, 84
消化性潰瘍	2, 29, 48
上腕骨上顆炎	15, 78
頭痛	1, 2, 10, 13, 15, 17, 21, 22, 25, 29, 30, 33, 39,48, 51, 86
性交困難症	2, 29, 48

線維筋痛症	2, 26, 29, 32, 48
喘息	2, 15, 24, 27, 29, 48, 71, 81
疝痛	2, 15, 29, 41, 48, 73
複合性局所疼痛症候群（反射性交感神経ジストロフィー）	2, 15, 29, 55
足関節捻挫	2, 6, 15, 19, 29
側頭下顎関節機能不全	2, 7, 15,29
側弯症	2, 15, 29, 89
胆嚢炎	2, 48
中耳炎	2, 15, 18, 29, 48, 56, 65, 67
デュピュイトラン拘縮	15, 48
内耳炎	2, 29, 48
尿路感染症	2, 29, 48, 77
妊娠	2, 11, 12, 15, 29, 44, 48, 79, 85
脳震盪後症候群	29, 51
肺炎	2, 15, 24, 29, 48, 59, 60, 79, 88
肺拡張不全（無機肺）	2, 46, 68, 75
頻脈	15, 24, 29
不安症	2, 29, 62
副鼻腔炎	2, 15, 29, 48, 69, 72, 74, 79
ベル麻痺	2, 15, 49, 57
便秘	2, 15, 29, 48
勃起機能不全	29, 48
慢性咳嗽	2, 29, 48
慢性閉塞性肺疾患	2, 4, 14, 15, 24, 29, 36, 37, 48, 52, 58
幽門狭窄症	2, 29, 48
腰痛	2, 20, 28, 29, 43, 50, 90
抑うつ症	2, 47, 54, 66
肋軟骨炎	81

1. Alix, ME., Bates KC (1999). A proposed etiology of cervicogenic headache: The neurophysiologic basis and anatomic relationship between the dura mater and the rectus posterior capitis minor muscle. Journal of Manipulative and Physiological Therapeutics, 8, (Oct 22), 534-539.
2. AOA. (2003). Foundations for osteopathic medicine (2nd ed.). Philadelphia, PA: Lippincott Williams and Wilkins.
疾患名と文献2. での掲載頁

胃炎	395-397
胃食道逆流症	395-397
イレウス	406-407
咽頭炎	316, 379-380
インフルエンザ	303
鬱血性心不全	362-363, 393-394
嚥下障害	該当なし
炎症性骨盤疾患	415-416
嘔吐	454
風邪	375-381
鵞足炎	該当なし
肩関節周囲炎	848-851
過敏性腸症候群	該当なし
関節症	98, 528-530, 532
胸郭出口症候群	446-447, 704
クローン病	395-397
頚部脊椎症	該当なし
月経困難症	393-397, 413
月経前症候群	413-414
下痢	321
高血圧	該当なし
甲状腺腫	該当なし
吃逆	該当なし
斜頚	310-311, 688
手根管症候群	445-447, 702-703
上腕骨上顆炎	該当なし
頭痛	391, 437-441
性交困難症	416-417
線維筋痛症	447, 530, 1199
喘息	319, 507, 512-513
疝痛	322
足関節捻挫	543-544, 796-797, 905, 961
側頭下顎関節機能不全	682-683
側彎症	622
胆嚢炎	1126
中耳炎	315-316, 378-379, 391
デュピュイトラン拘縮	該当なし
内耳炎	391-392
尿路感染症	1090-1091
妊娠	450-459
脳震盪後症候群	該当なし

肺炎	303, 511-512
肺拡張不全（無機肺）	405-406
鼻炎	380-381, 392
頻脈	該当なし
不安症	237-239, 249
複合性局所疼痛症候群	
（反射性交感神経ジストロフィー）	98, 703
副鼻腔炎	375-376, 392
ベル麻痺	681-682
便秘	321, 1052
勃起機能不全	該当なし
慢性咳嗽	380-381
慢性閉塞性肺疾患	507, 512-513
幽門狭窄症	395-397
抑うつ症	235-237, 248
肋軟骨炎	該当なし

3. Beal, M. C. (1983). Palpatory testing for somatic dysfunction in patients with cardiovascular disease. Journal of the American Osteopathic Association, 82, (11), 822-831.
4. Beal, M. C., & Morlock, J. W. (1984). Somatic dysfunction associated with pulmonary disease. Journal of the American Osteopathic Association, 84, 179-183.
5. Biondi, D. M. (2005). Physical treatments for headache: A review. Headache, 45, June, (6), 738-746.
6. Blood, S. D. (1980). Treatment of the sprained ankle. Journal of the American Osteopathic Association, 79, (11), 680-692.
7. Blood, S. D. (1986). The craniosacral mechanism and the tempermandibular joint. Journal of the American Osteopathic Association, 86, (8), 512-519.
8. Bockenhauer, S. E., et al. (2002). Quantifiable effects of osteopathic manipulative techniques on patients with chronic asthma, Journal of the American Osteopathic Association, 102, July, (7), 371-375.
9. Boesler, D., et al. (1993). Efficacy of high-velocity low-amplitude manipulative technique in subjects with low-back pain during menstrual cramping. Journal of the American Osteopathic Association, 93, (2), 203-214.
10. Bronfort, G., et al. (2001). Efficacy of spinal manipulation on chronic headache: A systemic review. Journal of Manipulative and Physiological Therapuetics, 24,(7), 457-466.
11. Carpenter, S., & Woolley, A. (2001). Osteopathic manipulative treatment of low back pain during labor. The AAO Journal: A Publication of the

American Academy of Osteopathy, 11, Fall, (3), 21-23.
12. Cassidy, I. T., & Jones, C. G. (2002). A retrospective case report of symphysis pubis dysfunction in a pregnant woman. Journal of Osteopathic Medicine, 5, (2), 83-86.
13. Chaitow, L.(2005). Cranial manipulation (2nd ed.). Philadelphia, PA: Churchill-Livingston, Elsevier.
14. Dambro, M. (2004). Griffin 5-minute consult 2005. Philadelphia, PA: Lippincott Williams and Wilkin, 239.
15. DiGiovanna, E., Schiowitz, S., & Dowling, D. (2005). An osteopathic approach to diagnosis and treatment (3rd ed.). Philadelphia, PA: Lippincott Williams and Wilkins.

疾患名と文献15.での掲載頁

胃炎	該当なし
胃食道逆流症	632
イレウス	633-635
咽頭炎	614-615
インフルエンザ	589-591
鬱血性心不全	627-629
嚥下障害	631
炎症性骨盤疾患	該当なし
嘔吐	該当なし
風邪	該当なし
鵞足炎	541
肩関節周囲炎	465
過敏性腸症候群	633, 635-637
関節症	466
クローン病	該当なし
頚部脊椎症	該当なし
月経困難症	646-651
月経前症候群	646-651
下痢	632-633
高血圧	該当なし
斜頚	170-171
吃逆	635
手根管症候群	465
消化性潰瘍	該当なし
上腕骨上顆炎	465
頭痛	606-607
性交困難症	646-651
線維筋痛症	該当なし
喘息	619-620

疝痛	637-638
足関節捻挫	502-503, 519-522
側頭下顎関節機能不全	170, 607-611
側弯症	226-227
胆嚢炎	該当なし
中耳炎	615-616
デュピュイトラン拘縮	465-466
内耳炎	該当なし
尿路感染症	該当なし
妊娠	651-657
脳震盪後症候群	該当なし
肺炎	619
肺胚拡張不全（無気肺）	該当なし
鼻炎	614
頻脈	627
不安症	該当なし
複合性局所疼痛症候群（反射性交感神経ジストロフィー）	662-663
副鼻腔炎	170, 611-614
ベル麻痺	661-662
便秘	633
勃起機能不全	該当なし
慢性咳嗽	該当なし
慢性閉塞性肺疾患	620
幽門狭窄症	該当なし
腰痛	該当なし
抑うつ症	該当なし
肋軟骨炎	該当なし

16. Dobrusin, R. (1989). An osteopathic approach to conservative management of thoracic outlet syndromes. Journal of the American Osteopathic Association, 89, (8), 1046-1057.
17. Dowling, D. (2000). Progressive inhibition of neuromuscular structures (PINS) technique. Journal of the American Osteopathic Association, 100, (5), 285-298.
18. Dugenhardt, B., & Kuchera, M. (2006). Osteopathic evaluation and manipulative treatment in reducing the morbidity of otitis media: A pilot study. Journal of the American Osteopathic Association, 106, (6), 327-334.
19. Eisenhart AW., Gaeta TJ., Yens DP. (2003). Osteopathic manipulative treatment in the emergency department for the patients with acute ankle

injuries. Journal of the American Osteopathic Association, 103, 417-421.

20. Ellestad, S. M., Nagle, R. V., Boesler, D. R., et. al, (1988). Electromyographic and skin resisitance responses to osteopathic manipulative treatment for low back pain. Journal of the American Osteopathic Association, 88, (8), 991-997.
21. Flotildes, K.L., et. al, "The Evaluation of the Effect of Osteopathic Manipulative Techniques (OMT) on Headache Pain", JAOA, August 2001, 101, page 474 (abstract)
22. Freitag, F. (1983). Osteopathic treatment of migraine. Osteopathic Annals, 11, (6), 19-26.
23. Frobert, O., et al. (1999). Musculo-skeletal pathology in patients with angina pectoris and normal coronary angiograms. Journal of Internal Medicine, 245, 237-246.
24. Frymann, V. M. (1978). The osteopathic approach to cardiac and pulmonary disease. Journal of the American Osteopathic Association, 77, 668-673.
25. Gallagher, R. M. (2005). Headache pain. Journal of the American Osteopathic Association, Sep 105, (9 suppl 4), S7-11.
26. Gamber, R., Shores, J., Russo, D., et. al, (2002). Osteopathic manipulative treatment in conjunction with medication relieves pain associated with fibromyalgia syndrome: Results of a randomized clinical pilot project. Journal of the American Osteopathic Association, 102, (6), 321-325.
27. Guiney, P., Chou, R., Vianna, A., et. al, (2005). Effects of osteopathic manipulative treatment on pediatric paitents with asthma: A randomized control trial. Journal of the American Osteopathic Association, 105, (1), 7-12.
28. Gunnar, B. J., et al. (1999). A comparison of osteopathic spinal manipulation with standard care for patients with low back pain. New England Journal of Medicine, 341, (19), 1426-1431.
29. Guyton, A. C., & Hall, J. E. (2006). Textbook of medical physiology (11th ed., p.1754). Philadelphia, PA: Elsevier Saunders.
30. Gwendolen, J., et al. (2002). A randomized control trial of exercise and manipulative therapy for cervicogenic headache. Spine, 27, (17), 1835-1843.
31. Hack, G. D., et al. (1995). Anatomical relation between the rectus capitus posterior minor muscle and dura mater. Spine, 20, Dec, (23), 2484-2486.
32. Hains, G., & Hains, F. (2000). Combined ischemic compression and spinal manipulation in the treatment of fibromyalgia: A preliminary estimate dose and efficacy. Journal of Manipulative and Physiological Therapuetics, 23, (4), 225-230.

33. Hanten, W. P., et al. (2001). The effectiveness of CV-4 and resting position techniques on subjects with tension-type headaches. [Abstract. Reprint from the J Man Manip Ther., 7, (2), 64-70.] Journal of Osteopathic Medicine, 4, (2), 62.
34. Hermann, E. (1965). Postoperative adynamic ileus: Its prevention and treatment by osteopathic manipulation. The DO, 6, (2), 163-164.
35. Hitchcock, M. E. (1976). The manipulative approach to the management of primary dysmenorrhea. Journal of the American Osteopathic Association, 75, 909-918.
36. Hoag, J. M. (1972). Musculoskeletal involvement in chronic lung disease. Journal of the American Osteopathic Association, 71, 698-706.
37. Howell,R., et al. (1975). The influence of osteopathic manipulative therapy in the management of patients with chronic obstructive lung disease. Journal of the American Osteopathic Association, 74, 757-760.
38. Howell, J. N., et al. (2006). Stretch reflexes, Hoffman reflexes, with Achilles Tendinitis., Journal of the American Osteopathic Association, 106, Sep, (9), 537-545.
39. Hoyt, W. H., et al. (1979). Osteopathic manipulation in the treatment of muscle-contraction headache. Journal of the American Osteopathic Association, 78, 322-325.
40. Jacobson, E., et al. (1989). Shoulder pain and repetition strain injury to the supraspinatus muscle: Etiology and manipulative treatment. Journal of the American Osteopathic Association, 89, (8), 1037-1045.
41. Jesper, M., Wiberg, D. C., Nordsteen, J., et. al, (1999). The short-term effect of spinal manipulation in the treatment of infantile colic: A randomized controlled trial with a blinded observer. Journal of Manipulative and Physiological Therapeutics, 22, (8), 517-522.
42. Johnson, F. (1972). Some observations on the use of osteopathic therapy in the care of patients with cardiac disease. Journal of the American Osteopathic Association, 71, 799-804.
43. Kappler, R. E. (1973). Role of psoas mechanism in low-back complaints. Journal of the American Osteopathic Association, 72, 794-801.
44. King, HH. (2000). Osteopathic manipulative treatment in prenatal care: Evidence supporting improved outcomes and health policy implications. The AAO Journal: A Publication of the American Academy of Osteopathy, Sum, 10, (2), 25-33.
45. Knebl, J., et al. (2002). Improving functional ability in the elderly via the Spencer technique, an osteopathic manipulative treatment: A randomized control trial. Journal of the American Osteopathic Association, 102, (7), 387-396.

46. Knott, V., Tune, J., Stoll, S., & Downey, H. F. (2005). Increased lymphatic flow in the thoracic duct during manipulative treatment. Journal of the American Osteopathic Association, 105, (10), 447-456.
47. Kuchera, M. (2005). Osteopathic manipulative medicine considerations in patients with chronic pain. Journal of the American Osteopathic Association, 105, (9), 529-536.
48. Kuchera, M., & Kuchera, W. (1994). Osteopathic considerations in systemic dysfunction. Columbus, OH: Greydon Press.

疾患名と文献48.での掲載頁

胃炎	165, 79-93
胃食道逆流症	79-93
イレウス	100-104, 198-199
咽頭炎	16, 31
インフルエンザ	該当なし
鬱血性心不全	56, 66, 185, 232
嚥下障害	該当なし
炎症性骨盤疾患	該当なし
嘔吐	104-105
風邪	15, 17-18, 31
鵞足炎	該当なし
肩関節周囲炎	該当なし
過敏性腸症候群	109-121
関節症	159-167
胸郭出口症候群	該当なし
クローン病	97, 104-105
頚部脊椎症	該当なし
月経困難症	139-141
月経前症候群	該当なし
下痢	97-98, 104-105
高血圧	61-66
甲状腺腫	該当なし
斜頚	該当なし
吃逆	該当なし
手根管症候群	該当なし
消化性潰瘍	86-87
上腕骨上顆炎	該当なし
頭痛	44, 104-105
性交困難症	143-144
線維筋痛症	167
喘息	48-50
疝痛	172

足関節捻挫	該当なし
側頭下顎関節機能不全	該当なし
側弯症	該当なし
胆嚢炎	該当なし
中耳炎	4-15
デュピュイトラン拘縮	186
内耳炎	該当なし
尿路感染症	134-135
妊娠	149-158
脳震盪後症候群	該当なし
肺炎	40-46
肺拡張不全（無気肺）	該当なし
鼻炎	15-18, 31
頻脈	該当なし
不安症	該当なし
複合性局所疼痛症候群（反射性交感神経ジストロフィー）	該当なし
副鼻腔炎12, 15, 18	
ベル麻痺	該当なし
便秘	97, 98, 104, 105
勃起機能不全	142-143
慢性咳嗽	39
慢性閉塞性肺疾患	39, 48
幽門狭窄症	79-93
腰痛	該当なし
抑うつ症	該当なし
肋軟骨炎	58

49. Lancaster, D., & Crow, W. (2006). Osteopathic manipulative treatment of a 26-year-old woman with Bell`s Palsy. Journal of the American Osteopathic Association, 106, (5), 285-289.
50. Licciardone, J. C., et al. (2003). Osteopathic manipulative treatment for chronic low back pain: A randomized control trial. Spine, 28, (13), 1355-1362.
51. Magoun, H. (1966). Osteopathy in the cranial field (3rd ed., pp. 151, 155, 215, 244). Indianapolis, IN: The Cranial Academy.
52. Mall, R. (1973). An evaluation of routine pulmonary function tests as indicators of responsiveness of a patient with chronic obstructive lung disease to osteopathic health care. Journal of the American Osteopathic Association, 73, 327-333.
53. Mannino, J. R. (1979). The application of neurologic reflexes to the

treatment of HTN. Journal of the American Osteopathic Association, 10, 225-231.
54. McPartland, J., et al. (2005). Cannabimimetic effects of osteopathic manipulative treatment. Journal of the American Osteopathic Association, 105, (6), 283-291.
55. Menck, J. Y., Requejo, S. M., & Kulig, K. (2000). Thoracic spine dysfunction in upper extremity complex regional pain syndrome. [Abstract. Reprint from the J Orthop Sports Phys Ther, 2000, 30, (7), 401-409.] Journal of Osteopathic Medicine, 4, (2), 71.
56. Mills, M. V., et al. (2003). The use of osteopathic manipulative treatment as adjuvant therapy in children with recurrent acute otitis media. Archives of Pediatrics and Adolescent Medicine, 157, Sep, (9), 861-866.
57. Moore, K., Agur, M. K., Mare, M., et. al, Essential clinical anatomy (pp. 509-510, 658-660). (2006) Lippincott Williams and Wilkins Philadlephia, PA.
58. Morley, T. F. (2003). Osteopathic manipulative therapy (OMT) as a non-pharmacological treatment for stable patients with emphysema and chronic bronchitis. Journal of the American Osteopathic Association, 103, August, (8).
59. Noll, D. R., et al. (2000). Benefits of osteopathic manipulative treatment for hospitalized elderly patients with pneumonia. Journal of the American Osteopathic Association, 100, (12), 776-782.
60. Noll, D. R., Shores, J., Bryman, P. N., & Masterson, E. V. (1999). Adjunctive osteopathic manipulative treatment in the elderly hospitalized with pneumonia: A pilot study. Journal of the American Osteopathic Association, 99, (3), 143-152.
61. Northrup, T. L. (1961). Manipulative management of hypertension. Journal of the American Osteopathic Association, 60, 973-978.
62. Osborne, G. G. (1994). Manual medicine and its role in psychiatry. The AAO Journal: A Publication of the American Academy of Osteopath, 4, Spr, (1), 16-21.
63. O-Yurvati, A., et al. (2005). Hemodynamic effects of osteopathic manipulative treatment immediately after coronary artery bypass surgery. Journal of the American Osteopathic Association, 105, (10), 475-481.
64. Paul, F., & Buser, B. (1996). Osteopathic manipulative treatment applications for the emergency department patient. Journal of the American Osteopathic Association, 96, (7), 403-409.
65. Pintal, W., & Kurtz, M. (1989). An integrated osteopathic treatment approach in acute otitis media. Journal of the American Osteopathic

Association, 89, (9), 1139-1141.
66. Plotkin, B. J., et al. (2001). Adjunctive osteopathic manipulative treatment in women with depression: A pilot study. Journal of the American Osteopathic Association, 101, (9), 517-523.
67. Pratt-Harrington, D. (2000). Galbreath technique: A manipulative treatment for otitis media revisited. Journal of the American Osteopathic Association, 100, (10), 635-639.
68. Pratt-Harrington, D., & Neptune-Ceran, R. (1995). The effect of osteopathic manipulative treatment in the post abdominal surgical patient. The American Academy of Osteopathy Journal, 5, Fall, (3), 9-13.
69. Purse, F. M. (1966). Manipulative therapy of upper respiratory infections in children. Journal of the American Osteopathic Association, 65, 964-972.
70. Riley, G. W. (2000). Osteopathic success in the treatment of influenza and pneumonia. [Reprint from the Journal of the American Osteopathic Association, 1919.] Journal of the American Osteopathic Association, 100, (5), 315-319.
71. Rowane, W., & Rowane, M. (1999). An osteopathic approach to asthma. Journal of the American Osteopathic Association, 99, (5), 259-264.
72. Schmidt, C. (1982). Osteopathic manipulative therapy as a primary factor of upper, middle, and pararespiratory infections. Journal of the American Osteopathic Association, 81, (6), 382-388.
73. Sholars, H. (1996). AAO case history: Common problems in newborns and infants. The AAO Journal: A Publication of the American Academy of Osteopathy, 6, Fall, (3), 19-20.
74. Shrum, K., et al. (2001). Sinusitis in children: The importance of diagnosis and treatment. Journal of the American Osteopathic Association, 101, (5), S8-S13.
75. Sleszynski, S., & Kelso, A. (1993). Comparison of thoracic manipulation with incentive spirometry in preventing postoperative atelectasis. Journal of the American Osteopathic Association, 93, (8), 834-845.
76. Spiegel, A. J., et al. (2003). Osteopathic manipulative medicine in the treatment of hypertension: An alternative, conventional approach. Heart Disease, 5, July-August, (4), 272-278.
77. Stark, E. H. (1975). Evaluation and management of urinary tract infections. Osteopathic Annals, 34-40.
78. Steiner, C. (1976). Tennis elbow. Journal of the American Osteopathic Association, 75, (6), 575-581.
79. Stiles, E. G. (1979). Osteopathic manipulation in a hospital environment. Journal of the American Osteopathic Association, 76, 243-258.

80. Stoll, S. T, & Simmons, S. L. (2000). Inpatient rehabilitation and manual medicine. Physical Medicine and Rehabilitation: State of the Art Reviews, 14, Feb, (1), 85-106.
81. Schuenke M., Schulte E., Schudomacher U., et al. (2006). Thieme atlas of anatomy: General anatomy and musculoskeletal system (pp. 73, 317). New York.
82. Sucher, B. (1995). Palpatory diagnosis and manipulative management of carpal tunnel syndrome: Part 2, "double crush" and thoracic outlet syndrome. Journal of the American Osteopathic Association, 95, (8), 471-479.
83. Sucher, B. (1993). Myofascial release of carpal tunnel syndrome. Journal of the American Osteopathic Association, 93, (1), 92-101.
84. Sucher, B. (1993). Myofascial release of carpal tunnel syndrome: Documentation with magnetic resonance imaging. Journal of the American Osteopathic Association, 93, (12), 1273-1278.
85. Taylor, G. W. (1949). The osteopathic management of nausea and vomiting of pregnancy. Journal of the American Osteopathic Association, 48, (11), 581-582.
86. Torsten, L. (2005). Cranial osteopathy: Principles and practice. Elsevier.
87. Travell, J. G. (1977). A trigger point for hiccup. Journal of the American Osteopathic Association, 77, 308-312.
88. Washington, K., et al. (2003). Presence of Chapman reflex points in hospitalized patients with pneumonia. Journal of the American Osteopathic Association, 103, (10), 479-483.
89. Weatherly, J. (1998). Scoliosis and osteopathic manipulative treatment. The AAO Journal: A Publication of the American Academy of Osteopathy, 8, Win, (4), 18-21.
90. Williams, N. H., et al. (2003). Randomized osteopathic manipulation study (ROMANS): Pragmatic trial for spinal pain in primary care. Family Practice, 20, (6), 662-669.
91. Zanakis, M., et al. (1993). The efficacy of OMT on spasmodic torticollis as determined by improvements in volitional movement. [Abstract.] Journal of the American Osteopathic Association, 93, (9), 950.

INDEX

訳者略歴

赤坂清和 (あかさか きよかず)

1990年、金沢大学医療技術短期大学部卒業。理学療法士。整形外科米澤病院勤務を経て、米国Wichita State University卒業。東北大学大学院修了。博士（障害科学）。現在、埼玉医科大学大学院理学療法学教授、日本理学療法士協会専門理学療法士、理学療法科学学会理事。

乙戸崇寛 (おつど たかひろ)

1994年、埼玉医科大学短期大学卒業。理学療法士。自治医科大学さいたま医療センター、早稲田医療技術専門学校勤務を経て、現在、埼玉医科大学保健医療学部講師。首都大学東京大学院人間健康科学研究科修了。博士（理学療法学）。日本徒手理学療法学会、理学療法科学学会正会員・評議員、日本理学療法士協会専門理学療法士（運動器）。

5ミニッツ オステオパシー

2014年5月1日　初版第1刷発行

著　者　Millicent King Channell, David C. Mason
訳　者　赤坂清和，乙戸崇寛
発行者　戸部慎一郎
発行所　株式会社医道の日本社
〒237-0068
神奈川県横須賀市追浜本町1-105
電話　046-865-2161
FAX　046-865-2707

印刷：ベクトル印刷株式会社
ISBN978-4-7529-3104-1　C3047